폐동맥고혈압 환자 안내서

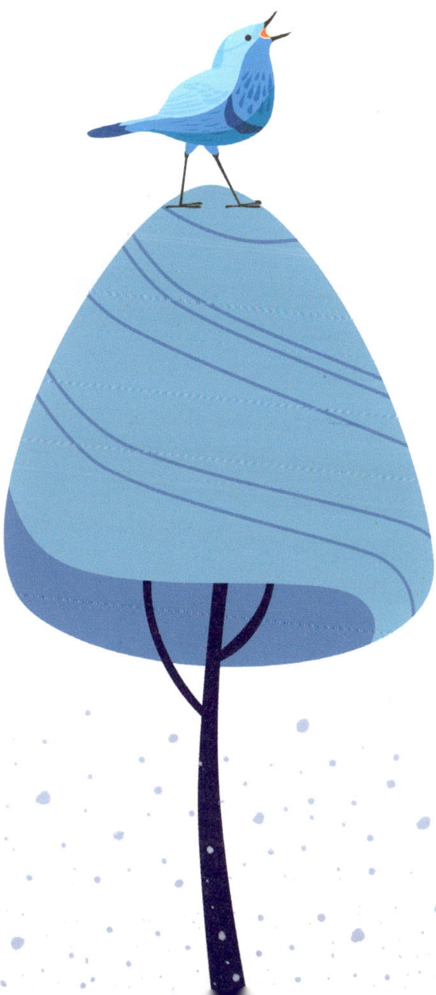

폐동맥고혈압 환자 안내서

첫째판 1쇄 인쇄 | 2023년 08월 08일
첫째판 1쇄 발행 | 2023년 08월 21일

지 은 이 장성아 교수 외 의사 일동, 한국폐동맥고혈압환우회
발 행 인 장주연
출판기획 김도성
출판편집 이민지, 김형준
편집디자인 양은정
표지디자인 김재욱
일러스트 이다솜
제작담당 황인우
발 행 처 군자출판사(주)
등록 제4-139호(1991. 6. 24)
본사 (10881) 파주출판단지 경기도 파주시 회동길 338(서패동 474-1)
전화 (031) 943-1888 팩스 (031) 955-9545
홈페이지 | www.koonja.co.kr

ISBN 979-11-7068-039-0

정가 15,000원

폐동맥고혈압
환자 안내서

발간사

폐동맥고혈압 진단을 받고 또는 진단 가능성을 듣고 사색이 되어 진료실로 들어오는 환자와 보호자를 수도 없이 만나보았습니다. 그 분들이 들었다는 이야기 중에서는 근거없이 떠도는 이야기도 있었고, 이젠 맞지 않는 아주 오래된 이야기도 있었으며, 어느 정도 진실도 있었습니다. 모두가 불안해하고 걱정하고 슬퍼하며 또 누군가의 도움을 필요로 합니다.

이 책은 폐동맥고혈압 환자들과 그의 가족 또는 폐동맥고혈압에 대해 알고 싶은 분들을 위한 작은 안내서입니다. 병도 무거운데 처음부터 너무 무겁지 않게, 꼭 필요하고 궁금한 것들만 가볍게 읽을 수 있으려면 어떻게 만들어드려야 하나 고민하다가 진료실에서 가장 많이 물으시는 질문을 추려보았습니다.

2002년 내과 전공의 1년 차 시절, 입술이 파랗던 젊은 여성 환자에게 해줄 것이 없어 산소처방만 해서 집에 보냈었는데, 그로부터 1년도 채 되지 않아 새로운 약이 나왔다는 소식이 들렸습니다. 진료실 복도 한편 바닥에 선을 그려 직접 6분보행검사를 하던 때가 엊그제 같은데, 그로부터 벌써 20년이 지났고 그 사이에 수많은 폐동맥고혈압 약제가 개발되었습니다. 이제는 10년 지기 같은 환자들에게 또 신약이 나온다고 하니 기운 내라고 하며 용기를 북돋아 줍니다. 폐동맥고혈압은 여전히 불치병이지만, 다양한 치료 방법이 개발되며 치료 환경이 꾸준히 발전하고 있습니다. 이 책은 지금 이 시점에서 환자분들에게 드리는 작은 안내문 같은 것이라고 생각해주시면 감사하겠습니다.

이 책을 만들기까지 환우들에게 필요한 쉽고 읽기 좋은 책을 만들었으면 좋겠다고 저를 찾아오셨던 파랑새 환우회 회장님, 그리고 지난 세월 폐동맥고혈압 환자들을 치료하면서 귀한 설명노하우를 쉽게 풀어서 써 주신 저자 선생님들께 감사드립니다. 그리고 항상 저를 고민에 빠지게 하고 또 보람을 느끼게 해주시고, 믿고 따라와 주신 제 모든 환자분들께 감사드립니다.

삼성서울병원 순환기내과

장 성 아

발간사

이 책은 폐동맥고혈압 전문의들이 질환에 대하여 쉽고 간결하게 집필한 환자용 안내서입니다. 환자, 보호자, 사랑하는 사람, 인연이 있는 분은 꼭 이 책을 끝까지 읽어보기를 추천합니다.

이 안내서의 목적은 첫째, 나에게 직면한 질환을 보다 빠르게 인지할 수 있게 하며 둘째, 꾸준한 치료의 중요성을 인식하게 하며 마지막으로 방황하는 기간이나 절망하는 기간을 줄이기 위함입니다.

처음 폐동맥고혈압으로 진단을 받으면 환자는 세상이 무너지는 슬픔을 느끼게 됩니다. 제가 진단받은 2017년에는 5년 생존율이 30%였습니다. 2021년에는 5년 생존율이 70%까지 높아졌습니다. 2026년쯤엔 90% 이상이 될 수도 있습니다. 현재도 신약이 임상 시험 중에 있으며 치료를 잘 받고 건강관리를 잘 하면 향후 생존기간이 늘어날 수 있는 희망이 있습니다.

강산이 변한다는 10년 이상, 20년 이상을 충분히 살 수 있습니다.

이어령 선생님은 생전 인터뷰에서 '모든 게 선물이었다. 라이프는 기프트(My life is a Gift)'라 하였습니다. 다른 이들보다 천천히 걷다 보면 빨리 걸을 때 보지 못하는 장면이나 풍경을 볼 수 있습니다. 숨쉬기 힘들지만 나름대로 일상생활의 즐거움을 '더 길게' 느끼면서 나의 꿈을 바라보며 아름답게 보낸다면 멋진 인생을 살 수 있습니다.

폐동맥고혈압 환우인 상추님은 힘든 투병 기간 중 일기 형식의 웹툰을 그렸습니다. 이 웹툰은 환우회 홈페이지에 업로드되고 있으며 폐동맥고혈압 질환인식개선동영상을 만드는 데 캐릭터와 에피소드를 제공하였습니다.

환자의 모임이나 카페에 위로와 희망의 답글을 달거나 나의 경험을 나누는 것 또는 회비를 내고 소액이라도 기부를 하는 것도 멋진 일입니다.

이 책은 휴대할 수 있고, 내 질환에 대하여 메모할 수 있도록 제작되었습니다. 병원진료 시나 여행 시 휴대하길 권장합니다. 책의 뒷부분은 건강 일지로 구성되어 있습니다. 환우회 임원들이 의료진의 감수하에 제작한 것으로 잘 활용하여 질환을 관리하는 데 도움이 되길 바랍니다.

본 도서가 출판되기에 큰 힘이 되어 주신 장성아 교수님과 집필에 참여해 주신 최정현, 김형관, 김경희, 김형윤, 박재형, 김대희, 은영민 교수님과 문주령 전문간호사님 한 분 한 분에게.

감사합니다! 사랑합니다!

한국폐동맥고혈압환우회(파랑새) 회장
윤 영 진

집필진

장성아 성균관의대 삼성서울병원

최정현 부산의대 부산대학교병원

김형관 서울의대 서울대학교병원

김경희 인천세종병원

김형윤 전남의대 전남대병원

박재형 충남의대 충남대학교병원

김대희 울산의대 서울아산병원

은영민 연세의대 강남세브란스병원

문주령 삼성서울병원

목차

목차

폐동맥고혈압약을 먹기 시작했습니다

정기 외래 진료를 갑니다

돌발상황

기타 약물/보조치료

목차

일상생활

진행된 폐동맥고혈압

소아청소년의 폐동맥고혈압

폐동맥고혈압 관련 사회복지제도

건강 일지

폐동맥고혈압이 의심된다고 합니다

장성아 성균관의대 삼성서울병원

Q1

심장초음파를 했는데 폐동맥고혈압이 의심된다고 합니다. 전 폐동맥고혈압인가요?

심장초음파는 폐동맥의 압력을 간접적으로 측정하는 방법입니다.

심장초음파는 환자에게 해롭지 않으며 아프지 않게 환자를 진단하는 좋은 검사 방법입니다만, 심장초음파에서 측정하는 압력은 일반적으로 삼첨판막의 혈류속도를 이용하여 몇 가지 가정상황을 더해서 계산하는 방식이기 때문에 의심환자를 찾아내기는 좋으나 정확도는 떨어집니다.

따라서 전문가의 확실한 진단을 받기 전까지 미리 걱정하실 필요는 없습니다.

다만 심장초음파에서 압력 수치가 매우 심하거나 이로 인해 심장의 형태나 기능이 변형된 것이 같이 보이는 경우에는 심한 폐고혈압일 가능성이 높아집니다. 단순히 압력수치만 조금 높게 측정된 경우에는 정상범위인 경우도 있으므로 일단 전문센터의 진료를 받아보세요.

또한 폐동맥 압력이 높으면 모두 폐고혈압이라고 하는데 이 중에 극히 일부(1%)만이 폐동맥고혈압이라는 희귀 혈관 질환으로 최종 진단됩니다. 의료 현장에서도 전문센터가 아닌 경우 이러한 용어가 혼동되어 사용되는 경우가 많으므로 너무 놀라지 마시고 최종 진단을 확인하시는 것이 좋겠습니다.

Q2

건강검진에서 CT를 했는데 폐동맥고혈압이 의심된다고 합니다. 전 폐동맥고혈압인가요?

최근에는 폐암 조기진단 등을 목적으로 건강검진에서 CT를 시행하는 경우가 늘고 있으며, 그러다가 우연히 폐동맥고혈압 의심이라는 결과지를 들고 방문하는 사례들이 늘고 있습니다. 그러나 CT에서 폐동맥고혈압 의심이라고 하는 소견은 대부분 폐동맥의 크기가 증가된 경우이고, 폐동맥의 크기가 증가되는 이유에는 폐동맥고혈압뿐만 아니라 모든 종류의 폐고혈압, 선천성 심장질환, 폐동맥류(다른 이유 없이 크기만 약간 커짐) 등이 더 흔하기 때문에 역시 전문센터의 진료를 받으시는 것이 좋습니다. 보통 CT에서 폐동맥고혈압 의심으로 의뢰되면 1단계로는 심장초음파를 시행하고 여기에서 의심되면 이후 다른 검사들을 진행하게 됩니다.

Q3

폐동맥고혈압은 고혈압과 뭐가 다른 걸까요?

폐동맥고혈압은 간단히 요약하면 폐혈관 질환입니다.

폐혈관이 비정상적으로 계속 두꺼워지면서 혈액의 흐름을 차단하고 폐동맥 안의 압력을 계속 올려서 폐동맥으로 혈액을 쏘아 보내야 하는 심장(우심실)의 기능을 떨어뜨리고 이로 인해 심부전이 생겨서 사망에 이르게 하는 진행성 질환입니다.

고혈압은 동맥계의 압력이 증가되는 질환으로 다양한 유전, 환경적인 원인(가족력, 나이, 비만, 당뇨, 혈관질환, 신장질환 등등)에 의해 발생하며 성인병 중 가장 흔한 질환이기도 합니다. 고혈압은 대부분 고혈압약으로 조절 가능하며 합병증이 문제가 되지만 질환 자체는 만성 경증 질환에 속합니다.

간혹 폐동맥고혈압이라는 말이 생소하여 주변에서 “고혈압이랑 비슷한 것이 아니냐”라고 생각하는 경우가 있는데 (경증질환) 폐동맥고혈압은 진행성 중증질환이므로 고혈압과는 전혀 다른 질환이라는 것을 이해시킬 필요가 있겠습니다.

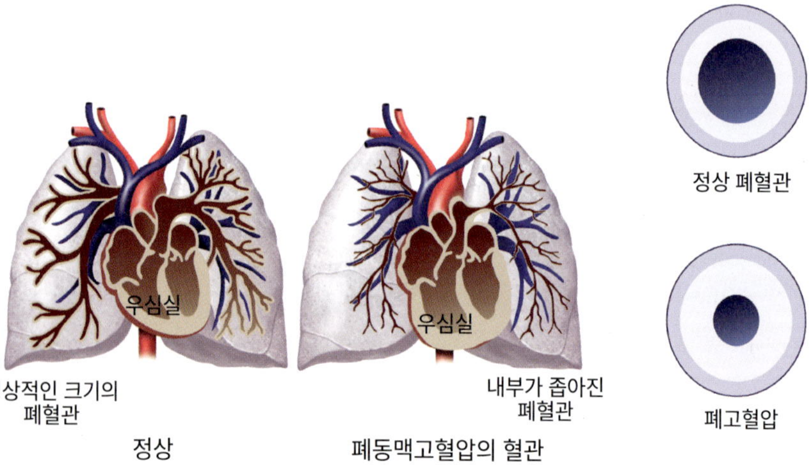

Q4

폐동맥 압력이 높으면 다 폐동맥고혈압인가요?

폐동맥의 압력이 정상 대비 높은 상태를 폐고혈압이라고 합니다. 그러나 이 중 1% 정도의 환자만이 폐동맥고혈압(폐혈관희귀질환) 환자입니다. 따라서 폐고혈압과 폐동맥고혈압은 전혀 다른 의미의 단어입니다. 예를 들어서 긴장한 상태에서 혈압을 재면 혈압이 높게 나올 수 있습니다. 또는 스트레스를 받아도 혈압이 일시적으로 높게 나올 수 있습니다. 그러나 그렇다고 해서 이것만 가지고 고혈압 진단을 하지는 않습니다. 마찬가지로 폐동맥 압력이 높은 '상태'가 발견되면 폐고혈압이 있다 라고 할 수 있습니다만 그렇다고 해서 폐동맥고혈압이라고 바로 이야기할 수는 없습니다.

그러면 폐동맥의 압력이 상승되는 이유는 무엇일까요?

폐동맥의 압력은 여러 가지 원인에 의해서 높아질 수 있습니다. 그 중에서 가장 흔한 사유는 심부전 때문에 2차적으로 압력이 높아지는 경우입니다. 심초음파에서 발견된 폐동맥압력 상승 환자의 90% 정도가 이러한 이유로 알려져 있습니다. 따라서 이러한 경우에는 심부전이 잘 치료되면 폐동맥압력도 함께 낮아질 수 있습니다.

그 다음으로 흔한 이유는 폐질환이 심한 환자에서 이로 인해서 폐동맥압력이 높아지는 경우입니다. 이는 폐질환 때문에 심장이 나빠지는 병이라 해서 폐성심이라고 불리기도 하며 기전은 폐질환으로 인한 저산소증이 폐혈관의 수축을 유발하고 폐질환으로 인해 혈관이 함께 손상되면서 발생하기도 합니다. 이 경우에는 역시 그 원인이 폐질환에 있기 때문에 폐질환이 개선되어야 폐고혈압이 좋아지는데 폐성심이 생길 정도로 심한 폐질환은 대부분 치료가 잘 되는 상태는 아니어서 실제 치료에 어려움이 많습니다.

그 다음으로 감별해야 하는 것은 만성폐색전증성 폐고혈압으로 이전에 폐색전증이나 하지정맥혈전증의 병력, 또는 혈전증의 가족력이 있는 경우에는 특히 더 의심해봐야 하는 질환이며, 폐동맥고혈압과 헷갈리기 쉽기 때문에 반드시 감별해야 하는 질환입니다. 이 질환은 폐혈관 자체는 정상이었는데 그 혈관 안에 만성적으로 혈전이 쌓이면서 내피세포와 함께 엉겨붙어서 혈관을 막아버리는 질환으로, 수술이나 시술로 상태를 개선시키거나 완치에 가까운 상태를 만들 수 있다는 점에서 특히 정확한 진단이 필요합니다. 만성폐색전증성 폐고혈압도 매우 드문 질환이므로 전문센터에서 확진을 받는 것이 좋습니다.

이외에 갑상선기능항진증, 혈액암, 대사질환, 전신질환, 만성빈혈 등의 이유로 폐동맥압력이 올라갈 수도 있습니다. 이러한 모든 원인에 다 해당이 없을 때 비로소 폐동맥고혈압이라는 진단을 하게 됩니다. 위의 질환들을 감별하기 위해서는 심초음파, 핵의학검사, CT, 우심도자술, 폐혈관조영술 등이 필요하며 다른 질환이 배제된 상태에서 최종 심도자술을 거쳐서 확진을 하게 됩니다. 이렇게 여러 단계를 거쳐서 진단이 이루어지는 이유는 폐동맥고혈압에서 문제가 되는 혈관이 아주 작은 폐혈관이기 때문에 CT나 심장초음파, MRI, 핵의학검사에서 보이지 않으며 빈도도 아주 낮기 때문에 흔한 질환 순서로 배제해 나가는 진단검사가 필요합니다.

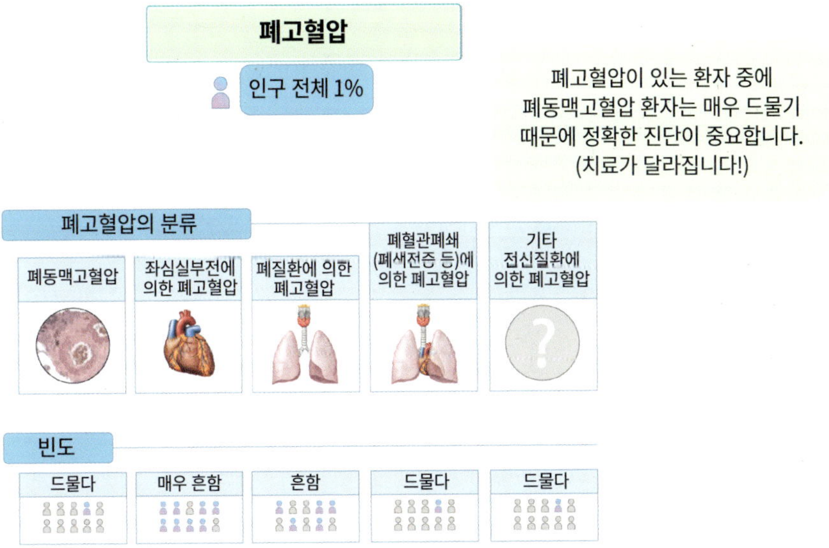

Q5

폐동맥고혈압에서 나타날 수 있는 증상은 무엇이 있을까요?

폐동맥고혈압에서 가장 흔한 증상은 호흡곤란이며, 특히 초기에는 운동 시 호흡곤란으로 나타나고 더 진행하면 일상생활에서의 호흡곤란, 그리고 더 진행하는 경우에는 화장실에 가는 정도의 활동에도 숨이 차다든가 가만히 있어도 숨이 차게 됩니다. 숨이 차게 되는 이유는 폐동맥 압력이 상승하면 우심실의 기능이 떨어져서, 몸에서 필요한 충분한 양의 피를 내보내는 심장의 능력(심박출량)을 유지하지 못하게 되기 때문입니다. 특히 운동 시에는 산소가 더 필요하고 따라서 심장이 내보내야 하는 혈액량도 증가하는데 폐동맥고혈압이 심하면 필요한 심박출량을 심장이 내보내지 못하게 됩니다. 진행된 폐동맥고혈압에서 심장기능이 점점 더 악화되면 진행된 우심실 부전 증상이 나타나게 됩니다. 우심실 부전 증상으로는 부종과 복수, 간비대 등이 나타날 수 있습니다. 복수와 간비대가 생길 때 장부종도 보통 함께 발생하기 때문에 만성적인 소화불량에 시달릴 수 있습니다.

또한 심장이 커지면서 주변 조직을 누를 경우 흉통이 생길 수 있습니다. 신경을 누를 경우에는 목이 쉬는 증상이 생기기도 합니다. 또한 운동 시에 흉통이 생겨서 내원하기도 합니다. 심장기능이 떨어지고 폐동맥압력이 증가된 상태에서 갑자기 빠르게 움직이는 경우 심박출량이 유지되지 않아서 실신이 생길 수도 있습니다.

간혹 가만히 있다가 크게 숨을 몰아쉬면 시원해지는 증상을 호소하는 환자분들도 계신데 이는 심리적 요인인 경우가 대부분으로 폐동맥고혈압과는 큰 상관이 없습니다.

요약 폐동맥고혈압의 증상: 호흡곤란, 실신, 하지부종, 복수, 흉통

Q6

폐동맥고혈압 확진을 위해 무슨 검사를 받게 될까요?

폐동맥고혈압 확진을 위해서는 우심도자술이 필요합니다. 우심도자술은 가느다란 도관을 정맥에 삽입하여 우측 심장까지 이동시킨 후 폐동맥 끝까지 닿도록 합니다. 우심도자술은 폐동맥 압력을 직접 측정할 수 있고 심박출량을 구할 수 있으며 폐모세혈관 전/후의 압력을 측정하여 어느 부위에서 폐동맥 압력을 상승시켰는지 확인할 수 있게 해줍니다. 우심도자술 시에 폐혈관의 형태를 정확하게 파악하기 위해서 폐동맥조영술을 시행할 수도 있습니다. 특발성 폐동맥고혈압의 경우에는 칼슘차단제에 특별히 잘 반응하는 환자들이 있어서 우심도자술을 하면서 혈관 확장제 테스트를 해보기도 합니다.

그러나 폐동맥고혈압 확진에 우심도자술이 필요한 것이 사실이나 거꾸로 말해서 우심도자술 하나만으로 폐동맥고혈압을 확진할 수는 없습니다. 폐동맥고혈압이 생기는 말초 폐동맥의 형태를 우리가 가지고 있는 검사방법으로는 미세하게 확인할 수 없기 때문에 폐동맥고혈압의 진단과정은 폐동맥고혈압이 아닌 질환들을 먼저 배제하는 것에서 시작합니다. 따라서 우심도자술을 시행하기 전에 심초음파, 핵의학검사, CT, 폐기능검사, 혈액검사 등을 먼저 확인한 다음에 최종적으로 확진단계에 도달하기 위해서 우심도자술을 시행합니다.

Q7

우심도자술이 꼭 필요하다고 하는데 어떻게 하는 검사인가요?

우심도자술은 가는 도관을 정맥혈관을 통해 우심방/우심실을 거쳐서 폐동맥 끝까지 올려서 각 부분의 압력을 재는 검사 방법입니다. 직접 측정하기 때문에 가장 정확하며, 폐고혈압의 원인 파악 및 폐동맥고혈압에 필수적인 방법입니다. 간혹 좀더 정확한 진단을 얻기 위해서 폐동맥조영술이나 좌심실 쪽의 심도자술을 할 수도 있습니다. 조영술을 진행할 때에는 CT에서 사용하는 것과 유사한 조영제가 혈관을 보기 위해서 주입됩니다. 좌심실 방향의 심도자술을 진행할 때는 동맥 쪽에도 추가적으로 도관을 넣을 수 있습니다.

검사는 입원상태에서 비수면, 부분 마취로 진행되며 도관이 삽입되는 곳은 목 정맥 또는 하지정맥으로 이곳은 피부에서 가장 가깝게 큰 혈관이 지나가는 부분입니다. 검사시간은 검사자나 환자의 질환에 따라 차이가 날 수 있지만 1시간 정도 예상하시면 됩니다. 특발성 폐동맥고혈압의 경우에는 혈관 확장제 반응 테스트를 추가할 수 있으며 이 경우에는 검사시간이 좀더 늘어날 수 있습니다.

우심도자술은 도관이 들어가기는 하지만 숙련된 검사자가 시행하는 대부분의 경우는 안전하게 진행될 수 있습니다. 그러나 심장 내부와 혈관에 도관이 직접 지나가면서 불가피하게 출혈, 부정맥, 감염, 심부전 등의 문제가 생길 수도 있으므로 검사자는 이러한 부분을 항상 주의하며 검사를 진행하고 합병증이 생길 때는 즉각 조치하도록 대비하고 있습니다.

- 우심도자술은 끝에 작은 풍선을 붙인 가늘고 유연한 관을 환자 목의 경정맥(때로 허벅지에 있는 대퇴정맥) 안으로 넣고, 우심방, 우심실을 거쳐 폐동맥으로 삽입하여 이루어지는 검사로 폐동맥 혈압, 폐혈관 저항 및 심박출량(심장이 1분간 내보내는 혈액량), 쐐기압 등의 정보를 알려줍니다.
- 폐동맥고혈압 환자의 확진 검사입니다.

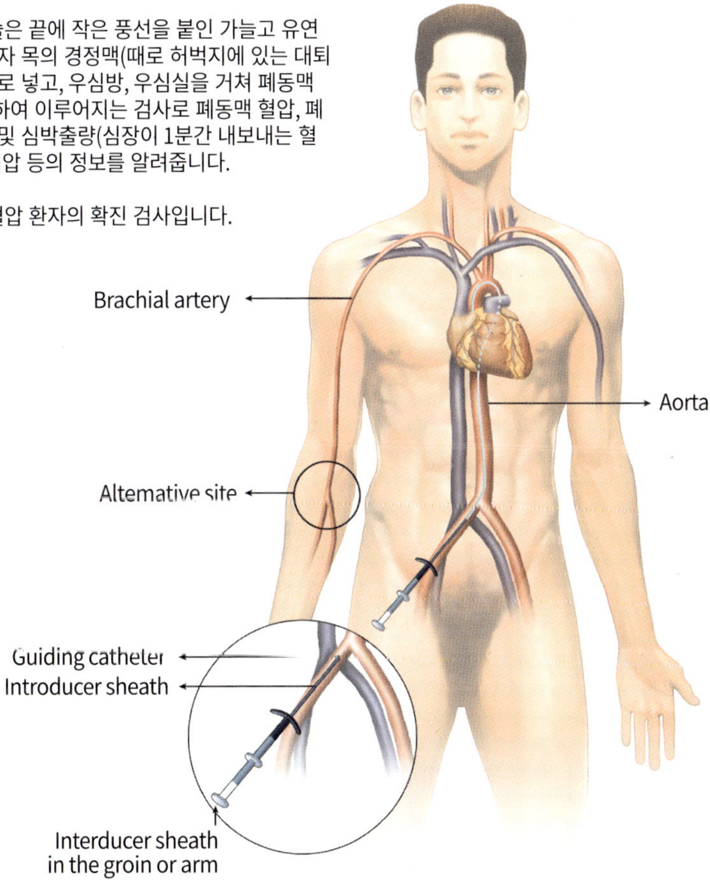

우심도자검사(Right heart catheterization)

Q8

동네 의원에서는 진단이나 치료가 힘들까요?

폐동맥고혈압은 인구 10만 명당 10명 정도 발생하는 희귀질환으로 1차 의원에서는 평생 폐동맥고혈압 환자를 한 번도 만나지 못할 가능성이 높습니다. 경험하지 못한 환자는 정확히 진단하기도 치료하기도 어렵습니다. 또한 폐동맥고혈압의 진단에는 위에서도 말씀드렸듯이 다양한 검사들이 필요하고, 이는 동네의원에서는 진행할 수 없는 검사들입니다.

일반적인 종합병원이나 대학병원 의사들도 이 질환에 특별한 관심을 가지고 꾸준히 공부하면서 일정 숫자의 환자를 진료하지 않으면 진료의 질을 유지하기 힘듭니다. 따라서 국가에서 병원 의뢰시스템을 관리하는 영국이나 프랑스 등에서는 전문센터를 지정하여 특정병원에서만 희귀질환을 진료/처방하도록 정하기도 합니다. 우리나라는 좀더 환자의 선택권을 존중하는 시스템으로, 환자가 원하는 병원을 찾아가서 진료를 받을 수 있겠지만, 궁극적으로 희귀질환은 전문센터에서 치료하시는 것이 좋습니다.

폐동맥고혈압 진단을 받았습니다

최정현 부산의대 부산대학교병원

Q9

폐동맥고혈압은 얼마나 위험한 병인가요? 약을 열심히 먹으면 완치는 가능한가요?

폐동맥고혈압은 폐혈관이 비정상적으로 계속 두꺼워지면서 폐동맥 안의 압력을 계속 올려서 폐동맥으로 혈액을 쏘아 보내야 하는 오른쪽 심장 기능을 떨어뜨리고 이로 인해 심부전이 생겨서 사망에 이르게 하거나 심장 돌연사를 일으키는 질환입니다.

흔히 '암보다 사망률이 높은', '매우 드문', '현재 치료 방법이 없는', '걸리면 3년 이내 죽는' 병으로 알려져 있고 특히 인터넷을 중심으로 공포에 가까운 정보가 난무한 병입니다. 물론 현재까지 완치 방법이 없고 진행을 늦추고 조절해야 하고, 5년 생존율이 60-70% 정도인 중증 질환은 맞습니다. 하지만 증상이 생긴 후 조기에 정확한 진단을 받고, 폐동맥고혈압 전문 치료제로 적극 치료를 한 경우에는 생존율이 3배 이상 향상되고 있는 것으로 알려져 있습니다. 또한 어떤 병기인지, 선천성 심장질환이나 루푸스, 경피증 등 동반된 질환에 따라 예후는 다른 것으로 알려져 있기 때문에 치료를 시작하기도 전부터 낙담하거나 치료를 포기해서는 안 됩니다.

Q10

페동맥고혈압이 왜 나에게 생긴 걸까요? 미리 무언가 했으면 예방 가능했을까요?

폐동맥고혈압 환자의 원인 중 약 절반이 이유 없이 생기거나(특발성), 유전 또는 약물로 인한 것입니다. 다른 질환과 관련된 폐동맥고혈압의 주요 원인은 전 세계적으로 결합조직병, 특히 전신경화증으로 알려져 있는데, 이외에도 루푸스 등 다른 결합조직병, 선천심장병, 사람면역결핍바이러스(HIV) 감염, 간문맥고혈압이 있는 경우 폐동맥고혈압이 발생할 확률이 조금 더 많습니다.

폐동맥고혈압은 예방을 할 수 있는 병은 아니지만, 조기에, 저위험도 병기에 치료를 시작하면 예후가 좋고 잘 조절될 수 있습니다. 그러므로 폐동맥고혈압의 가족력이 있거나, 결합조직병, 선천심장병, 사람면역결핍바이러스 감염, 간문맥고혈압이 있는 경우, 혹은 폐동맥고혈압을 일으킬 수 있다고 알려진 약물 또는 독소를 복용한 경우 특히 조기에 의심하고 검사를 받는 것이 중요합니다.

Q11

폐동맥고혈압도 암처럼 병기가 있나요? 저는 얼마나 위험한 상태일까요?

폐동맥고혈압도 암처럼 병기가 있고 병기에 따라 예후가 매우 다릅니다. 위험도에 따라 3단계 혹은 4단계로 구분하고 있는데 1단계 저위험도 병기의 경우에는 1년 내 사망률이 5% 미만이지만 4단계 고위험도 병기의 경우에는 20%가 넘습니다.

암 환자의 병기를 결정하기 위해 여러 검사를 하듯이, 폐동맥고혈압 환자의 위험도 병기를 결정하기 위해서 여러 검사를 해야 합니다. 처음 진단을 받을 때, 어지러움, 숨참, 부종 등의 증상뿐만 아니라 6분보행검사, 심폐운동검사, 피검사를 통한 심장 스트레스 지수(BNP), 심장초음파, 심장 MRI, 우심도자술 결과를 바탕으로 위험도 병기를 결정합니다.

위험도 병기에 따라 사용하는 폐동맥고혈압 전문 약제의 종류 및 개수를 결정하게 됩니다. 고혈압의 경우 혈압을 재어서 목표혈압(개인에 따라 수축기 혈압 130 mmHg 혹은 140 mmHg)에 도달하도록 혈압약제를 조절하듯이, 폐동맥고혈압은 진단 후 가능한 빠른 시간 내에 1단계 저위험도 병기로 만들고 유지하게 하도록 폐동맥고혈압 전문 약제를 조절해야 합니다. 그래서 첫 진단 이후, 3개월마다 피검사, 6분보행검사 등을 해서 위험도 병기를 평가하게 되는 것입니다.

폐동맥고혈압은 폐동맥혈관의 혈관병입니다.

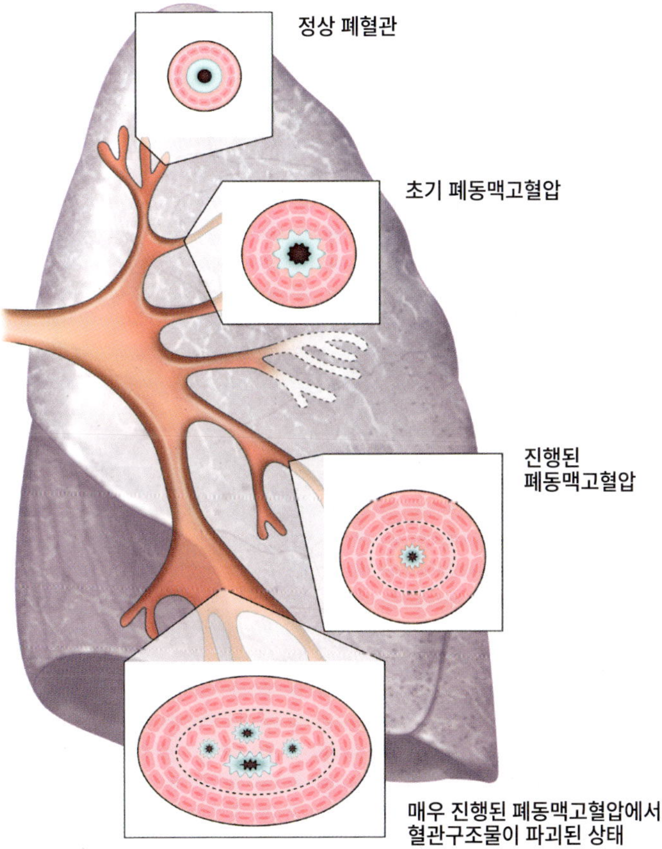

위험도 병기 그룹

위험도 병기 그룹(추정 1년 사망률)	저위험군 (5% 미만)	중간위험군 (5% 이상 20% 이하)	고위험군 (20% 초과)
우심부전 증후	없음	없음	있음
증상의 진행속도	없음	느림	빠름
실신병력	없음	가끔 있음	반복적으로 있음
6분보행검사	440 m보다 더 걸음	165–440 m 걸음	165 m도 걷지 못함
심폐기능검사	Peak VO_2>15 mL/min/kg (>65% pred.) VE/VCO_2 slope<36	Peak VO_2 11–15 mL/min/kg (35–65% pred.) VE/VCO_2 slope 36–44	Peak VO_2<11 mL/min/kg (<35% pred.) VE/VCO_2 slope >44
심장호르몬 (BNP or NT-proBNP)	BNP<50 ng/L NT-proBNP<300 ng/L	BNP 50–800 ng/L NT-proBNP 300–1,100 ng/L	BNP>800 ng/L NT-proBNP>1,100 ng/L
심장초음파	RA area<18 cm^2 TAPSE/sPAP>0.32 mm/mmHg No pericardial effusion	RA area 18–26 cm^2 TAPSE/sPAP 0.19–0.32 mm/mmHg Minimal pericardial effusion	RA area>26 cm^2 TAPSE/sPAP<0.19 mm/mmHg Moderate or large pericardial effusion
심장MRI	RVEF>54% SVI>40 mL/m^2 RVESVI<42 mL/m^2	RVEF 37–54% SVI 26–40 mL/m^2 RVESVI 42–54 mL/m^2	RVEF<37% SVI<26 mL/m^2 RVESVI>54 mL/m^2
심도자검사 결과	RAP<8 mmHg CI≥2.5 L/min/m^2 SVI>38 mL/m^2 SvO_2>65%	RAP 8–14 mmHg CI 2.0–2.4 L/min/m^2 SVI 31–38 mL/m^2 SvO_2 60–65%	RAP>14 mmHg CI<2.0 L/min/m^2 SVI<31 mL/m^2 SvO_2<60%

- 위험도 병기 그룹은 예후인자라는 의학용어로 표시되지만 이해하기 쉽게 병기라는 말을 진료실에서 쓰기도 합니다.
- 위 검사결과는 전문의료진이 판단하는 것으로서 위와 같은 방법으로 평가한다는 것을 설명하기 위한 것이지 위에 적인 약어나 내용을 이해하실 필요는 없습니다. 모든 검사 결과가 동일한 병기를 가르치지 않는 경우가 많기 때문에 의료진도 위와 같은 내용을 종합적으로 판단하여 환자의 위험도를 평가합니다.

Q12

가족 중에 폐동맥고혈압 환자는 없는데요, 딸에게 유전될 수도 있나요?

가족폐동맥고혈압 환자의 약 75%, 산발적 폐동맥고혈압의 최대 25%에서 폐동맥고혈압과 관련있다고 알려진 BMPR2 유전자의 돌연변이가 발견되었습니다. 유전출혈모세혈관 확장증을 가진 폐동맥고혈압 환자에서도 여러 유전자 돌연변이가 발견되었습니다. 이러한 유전성 폐동맥고혈압은 일반적으로 여성에서 조금 더 나타나며, 평생에 걸쳐 10–20% 정도 발병할 수 있다고 알려져 있습니다. 그러므로 폐동맥고혈압의 가족력이 있는 경우에는 지속적인 추적관찰이 필요합니다. 하지만 가족력이 있다고 해서 반드시 폐동맥고혈압이 발생하는 것은 아니며, 100% 자녀에게 유전되는 것은 아닙니다.

Q13

약물에 의해 폐동맥고혈압이 생길 수도 있나요?

식욕억제제 및 다사티닙(항암제)의 경우 폐고혈압이 해당 약물 복용 후 광범위하게 발생하거나, 대규모 다기관 역학 연구에서 해당 요인과 폐동맥고혈압과의 연관성이 증명된 바가 있습니다. 그외 마약류, 항암제, 항염증제는 유사한 작용 기전을 가진 약물에서 명확하거나 가능성이 높은 발병이 확인되었으나 해당 약물에 대해서는 아직 명확히 연구된 결과가 없습니다.

폐동맥고혈압과 관련된 약제 또는 독소들

명확한 연관성
식욕억제제
아미노렉스(Aminorex)
펜플루라민(Fenfluramine)
덱스플루라민(Dexfenfluramine)
벤플루오렉스(Benfluorex)
메쓰암페타민(Methamphetamines)
유채씨 기름
독성 평지씨 기름(Toxic rapeseed oil)
항암제
다사티닙(Dasatinib)
가능성 있음
마약류(각성제)
코카인(Cocaine)
암페타민(Amphetamine)
엘-트립토판(L-tryptophan)
페닐프로파놀아민(Phenylpropanolamine)[#]
서양 고추나물(St John's wort)*
항암제
알킬화제(Alkylating agents)
미토마이신-C (Mitomycine C),
시클로포스파미드(Cyclophosphamide)**
보수티닙(Bosutinib)
레플루노미드(Leflunomide)
항염증제(항바이러스제)
인터페론(Interferon)-α-β
C형간염에 직접 작용하는 항바이러스제제
인디루빈[Indirubin: 청대(Qing-Dai)]***

[#] 감기약 성분으로 광범위하게 처방되었으나, 혈성 뇌졸중을 유발한다는 것이 알려져 2004년 8월 국내 시판이 금지됨

* 우울증, 불면증, 스트레스 해소 등의 효과가 있어 차나 건강보조식품으로 복용

** 폐정맥폐쇄질환 유발의 가능성이 알려짐

*** 궤양대장염 등의 치료목적으로 한방에서 사용

폐동맥고혈압약을 먹기 시작했습니다

김형관 서울의대 서울대학교병원

Q14

폐동맥고혈압약은 어떤 것들이 있을까요?

현재 사용되는 약물은 크게 5가지 종류가 있습니다. 어떤 유형의 약물이던지 '혈관 확장' 즉, '폐동맥 확장'을 가져오는 것이 주된 작용 방식입니다. 5가지를 하나 하나 살펴보면…

1. 엔도셀린 수용체 차단제

'엔도셀린'이라고 하는 혈관수축에 작용하는 물질이 작용하는 것을 억제하도록 개발된 약물입니다. 현재 실제 사용하는 약물은 크게 3가지 정도입니다. 약물 이름은 개발된 순서대로 나열하면 1) 보센탄, 2) 볼리브리스, 3) 옵서미트입니다.

2. 포스포디에스터라제-5 억제제

혈관 확장을 유발하는 니트로옥사이드가 작용하는 soluable guanylae cyclase (gGC)라고 하는 물질을 분해시키는 혈중효소인 포스포디에스터라제를 억제함으로써 혈관 확장이 지속되도록 하는 작용을 하는 약제입니다. 일반대중에게는 발기부전치료제로 알려져 있는 약제들이 이 계열입니다. 이 약제들 역시 폐동맥 확장의 효과를 가져오기 때문에 폐동맥고혈압 약제로 사용되게 됩니다. 우리나라에서 보험적용이 가능한 약제는 실데나필 계열인 파텐션, 팔팔정 등이 있습니다. 우리나라에서 보험적용이 가능하지는 않으나 사용해 볼 수 있는 약제(현재는 허가가 발기부전치료제로만 되어 있음)로는 실데나필 계열인 비아그라, 유데나필 계열인 자이데나(동아약품), 타다라필 계열인 시알리스 등이 있습니다.

3. sGC 자극제

혈관 확장을 유발하는 니트로옥사이드가 작용하는 gGC라고 하는 물질을 직접 자극함으로서 혈관 확장을 가져오는 치료제로 아뎀파스라는 약물이 사용되고 있습니다.

4. 프로스타사이클린 동종체 혹은 수용체 유사체

혈관 확장을 일으키는 체내 프로스타사이클린이라는 체내 물질과 비슷한 작용을 하도록 개발된 약물로 다른 약제에 비하여 보다 강력한 혈관 확장 효과를 보입니다. 다만, 혈중에서 금방 분해가 되기 때문에 많은 경우 주사제로 사용하거나, 직접 폐에 도달이 가능하도록 흡입제로 사용하게 됩니다. 대표적인 주사제로 플로란, 레모듈린 등이 있고, 흡입약제로는 벤타비스가 있습니다. 최근 먹는 약제인 프로스타사이클린 수용체 유사체인 업트라비가 치료에 도입이 되었습니다. 과거 베라실이라는 먹는 약제가 있는데, 약효는 미미하여 현재는 거의 사용이 되지 않습니다.

5. 칼슘통로 차단제

상기의 4가지 약제 종류가 개발되기 전 유일하게 사용이 되었던 약제의 종류입니다. 우리나라에서는 1) 아다라트 오로스, 2) 노바스크 등과 같은 상품명으로 시판이 되고 있는데, 일반적으로 고혈압 약제로 사용이 되고 있는 약이기에 혈압이 많이 감소하는 경향이 있습니다. 현재는 심도자술을 시행할 때 함께 시행하는 '혈관활동성검사'에서 양성 소견이 나올 경우에만 사용하게 되고, 이 약제들에 대한 반응률은 생각보다 높지는 않은 것으로 알려져 있습니다.

Q15

폐동맥고혈압약을 먹으면 얼마나 좋아지나요?

어떤 특정 약제에 대한 반응은 환자에 따라 다릅니다만, 일반적으로 특정 약물에 대한 반응은 4주 이내에 나타나게 되며, 특정 약물에 대한 반응평가는 일반적으로 약물투여 시작 후 약 12주경에 시행하게 됩니다. 하지만, 약물에 따라 4주가 아닌 4–12주 사이에 효과가 나타나는 경우도 있습니다.

약제에 대한 반응은 여러 가지 요소에 따라 다를 수 있습니다. 대표적으로 진단이 되는 시점이 관여하게 되는데, 늦게 진단이 되어 질병이 다소 진행된 상태에서 약물 치료를 시작했을 경우, 1개의 약제로는 충분한 효과를 경험하지 못할 수 있습니다. 이런 경우 2가지 이상의 약제를 병합하여 사용합니다.

Q16

폐동맥고혈압약은 부작용이 없나요?

다른 질환에 사용하는 약들도 마찬가지지만, 우리가 원하는 약의 효과 이외에 원하지 않는 약물의 효과가 나타나는 경우가 있을 수 있습니다. 현재 사용하는 폐동맥고혈압약제는 '혈관 확장'을 유도하는 것을 추구하기에 이와 관련된 부작용을 경험하실 수 있습니다. 즉, 약제 복용 시 폐동맥 이외에 다른 곳의 혈관이 확장되면서 나타날 수 있는 부작용이 있습니다. 확장되는 동맥에 따라서 머리 혹은 뇌로 가는 혈관이 확장될 경우 두통, 눈으로 가는 작은 동맥의 확장 시 시야장애, 얼굴혈관의 확장의 경우 홍조 및 얼굴 화끈거림, 장으로 가는 혈관이 확장될 경우 복통/소화불량 및 설사, 코 속 혈관의 확장 시 코막힘, 전신 동맥의 확장 시 저혈압(일반적인 고혈압 약제와 비슷하게), 하지 동맥의 확장 시 다리 부종, 관절로 가는 혈관 확장 시 관절통(특히 하악통증), 근육으로 가는 혈관 확장 시 근육통 혹은 사지 통증 등이 발생하는 경우가 이러한 부작용에 해당합니다. 이외에도 약물에 따라서는 빈혈이 다소 악화되거나, 간기능 검사상 이상 소견을 가져오는 약들도 있습니다. 다만, 이러한 부작용 중 일부는 사용할수록 저절로 사라지는 경우도 있기 때문에 부작용이 나타나더라도 자의로 약물을 중단하지 마시고, 반드시 담당 교수님과 상의하는 것이 좋습니다.

Q17

처음부터 여러 가지 약을 먹는 것이 도움이 될까요?

모든 환자들에서 여러 가지 약을 처음부터 먹는 것은 아닙니다. 하지만, 일반적으로 폐동맥고혈압의 진단이 병의 진행 과정 중 초기에 되는 경우가 많지 않기 때문에 여러 가지 약제를 결국에는 사용하게 되는 경우가 많습니다.

우리나라의 보험 적용 현실에서는, 대부분의 환자들에게 '처음 진단 시 약제 하나를 단독 사용하고, 3개월 이상 투여한 이후에 환자의 상태를 재평가하여 충분히 만족스러운 질병 호전이 되지 않을 경우 두 번째 약제를 추가하는 병용요법이 가능하다'는 원칙이 적용되고 있습니다. 다행스럽게도 최근 개정안에 따르면 3개월의 단독 투여 요법 이후 재평가하였을 때 병용요법을 인정하는 기준지표가 완화되었습니다. 다음이 사용되는 기준 지표인데, 1)–4)의 4개 중에서 1개 이상, 5)–9) 중에서 1개 이상을 만족할 경우 추가 약제 사용이 가능합니다. 만일 2개 약제를 병용하고 3개월 이상 치료 후 재평가하여 충분히 만족스러운 질병의 호전이 되지 않는다면, 마찬가지의 기준을 적용하여

3번째 약제를 추가할 수 있습니다.

기준 지표	기준
1) 우심실 부전의 임상적 증거	있음
2) 증상 진행의 속도	빠름
3) 실신	있음
4) 운동능력 기능분류(WHO 기능분류)	3단계 이상
5) 6분 보행거리	440 m 이하
6) 운동부하심폐검사	최대 산소 소모량≤15 mL/min/kg
7) BNP/NT-proBNP 혈중 농도	50/300 이상
8) 심초음파 검사 소견	심낭 삼출 혹은 우심실 기능 감소
9) 심도자술에 의한 혈역학검사지표	우심방 압력≥8 mmHg 혹은 심장박출지표≤2.5 L/min/m^2

하지만, 일부 환자의 경우 처음 진단 시 임상상태가 매우 좋지 않을 경우도 있는데, 이럴 경우는 처음부터 2개의 약제를 병용하는 것을 제한적으로 허용하고 있습니다.

Q18

이뇨제를 함께 주셨는데 왜 먹어야 하나요? 부작용은 없을까요?

사용되는 이뇨제는 크게 3가지 종류로 나뉘는데, 각각의 종류 이름을 아실 필요는 없지만, 사용되는 약제는 크게 1) 라식스 혹은 후릭스, 2) 알닥톤 혹은 스피로노락톤, 3) 디클로지드 혹은 디클로다이이드라는 상품명을 가집니다. 이 중에서 우선적으로, 그리고 일반적으로 1)과 2)를 단독 혹은 병합 사용하게 됩니다.

폐동맥고혈압 치료에서 중요하게 생각하게 되는 목표 중 하나는 '체내수분과다억제'입니다. 체내수분과다가 될 경우, 몸이 붓고, 숨이 차며, 소화가 안되고, 신장기능 악화가 발생할 수 있습니다. 이뇨제의 사용은 이러한 증상의 발생을 미연에 방지할 수 있습니다. 물론 전반적인 체내수분이 감소하여 탈수와 같은 상황이 될 경우에 지속적으로 이뇨제를 투약한다면 신장기능의 악화 및 전해질 불균형이 초래될 수 있기 때문에, 이뇨제를 사용할 경우 정기적으로 피검사를 통하여 이를 확인하게 됩니다.

이뇨제를 복용하고 화장실에 자주 가게 되는 현상은 어느 정도는 기대하는 측면이기도 합니다만, 하루에 9-10회 이상 화장실에 가서 비슷한 양의 소변을 보게 된다면 이뇨제를 조금은 줄이는 것을 담당 교수님과 상의하는 것이 좋습니다. 단, 이럴 경우에도 본인 스스로 담당 교수님과 상의 없이 용량을 변동하지는 않는 것을 권합니다. 물론 이뇨제를 오랫동안 드시는 분들에게는 본인 스스로 어느 용량 범위 내에서 스스로 조절을 권유해 드리기도 하기는 합니다.

이뇨제에 따라 하루 복용하는 권장 용량의 상한이 대부분 정해져 있지만, 때에 따라 권장 용량보다 훨씬 많은 용량을 사용하는 경우도 있습니다. 라식스 혹은 후릭스 같은 이뇨제의 경우 하루에 1-2번을 복용하도록 하는데, 용량은 많게는 하루에 15알까지 복용하도록 허용하고 있습니다. 알닥톤 혹은 스피로노락톤은 보통 하루에 1-2번을 1-2알 정도 복용하게 되고, 많게는 하루에 4알까지 복용하도록 하게 됩니다. 디클로지드 혹은 디클로다이이드의 경우 대부분 하루에 반 알-한 알 정도를 복용하게 됩니다.

다른 모든 약제가 그렇듯이 이뇨제를 복용할 경우 부작용이 발생할 수 있습니다. 일반적인 체내수분감소 증상인 무력감과 같은 증상 이외에, 알닥톤 혹은 스피로노락톤의 경우 유방이 커지는 여성유방이 생기기도 하며 통증을 동반하기도 합니다. 피검사상 요산의 상승과 통풍 증상의 발생, 저칼륨 혹은 고칼륨혈증, 저나트륨혈증과 같은 전해질 불균형 등이 발생하기도 하며, 고용량의 이뇨제 사용 시 귀가 멍

멍해지고, 이명이 들릴 수 있습니다.

일반적으로 오랫동안 이뇨제를 복용할 경우 신장 기능이 나빠진다고 하는 이야기가 있는데, 이는 사실이 아닙니다.

Q19

폐동맥고혈압약 부작용이 있는 것 같은데 그만 먹어도 될까요?

모든 부작용이 환자의 입장에서는 좋은 경험이 아니겠으나, 의학적인 입장에서 말씀을 드리면, 약제의 부작용의 경중에 따라 답이 조금 달라질 수 있을 것 같습니다.

경미한 부작용이라 함은 일상생활에 지장을 크게 주지 않는 정도의 부작용이라 생각하면 좋습니다. 즉, 약국에서 살 수 있는 진통제(예를 들면 타이레놀 등)로 조절이 가능한 두통, 근육통 및 악관절통 그리고 일상생활에 지장을 주지 않는 약간의 부종 및 설사, 복통 등은 1–2주 정도 시간이 지나면 호전되는 경우가 많이 있습니다. 코막힘의 경우도 심하지 않을 경우 시간이 지남에 따라 좋아지는 경우가 많습니다. 또한, 얼굴 홍조나 화끈거림 등도 시간이 지남에 따라 호전이 되는 경우가 적지 않습니다. 하지만, 실신 혹은 실신 전 단계의 의식소실, 어지러움증, 약한 충돌 등에도 피부에 멍이 든다거나, 천식과 같은 쌕쌕거리는 소리의 발생, 가슴 통증의 발생 혹은 악화 등이 있다면 빨리 담당교수님과 상의하는 것이 좋습니다. 또한, 레모듈린 주사약을 사용하는 경우에 있어서 주사부위에 피부 농양이 발생하고, 열이 나는 등 전신증상이 발생할 경우 반드시 담당 교수님과 상의하셔야 합니다.

Q20

폐동맥고혈압이 평생 치료해야 하는 병이라 약도 평생 먹어야 할 것 같은데 장기복용 시에 생기는 장기 부작용은 없을까요? (간/신장 등)

대부분의 폐동맥고혈압 치료제의 경우, 부작용이 약제 시작 초기에 발생을 하지만, 일부 부작용의 경우 시간이 지나면서 발생하는 경우도 있습니다. 보센탄 혹은 마시텐탄의 경우 간기능 이상이 발생할 수 있어 정기적으로 간기능 검사를 해야 하는 약제이며, 이러한 약제를 복용 시, 한약 등 간기능 이상을 초래할 수 있는 다른 약제 사용시에는 각별한 주의를 하셔야 합니다. 폐동맥고혈압 치료제와 흔히 함께 사용되는 이뇨제의 경우, 체내수분의 감소(탈수 등) 혹은 수분섭취의 감소, 혹은 저혈압 등이 동반될 경우 신장기능 이상을 초래할 수 있습니다.

Q21

깜박하고 아침에 약을
못 먹었습니다.
늦게라도 먹을까요?

일반적으로는 늦게라도 드시는 것이 좋습니다. 조금 더 구체적으로 말씀드리면… 하루에 한 번 복용하는 약제의 경우, 평소에 복용하는 시간보다 1-2시간이 늦었을 경우 식사와 관계없이 드시면 됩니다. 만일 하루에 2번을 복용하는 약제의 경우, 1-4시간 정도 늦었다면 바로 복용하고, 저녁 약은 정해진 시간에 복용하시면 됩니다만, 평소에 복용하는 시간보다 6시간 이상 복용시간을 초과한 경우에는 약제를 바로 복용하시고, 저녁 약은 주무시기 바로 전에 복용한 이후에, 다음 날 아침약은 평소와 같은 시간에 복용하시는 것을 추천합니다.

하루에 3번을 복용하는 약제의 경우 평소에 복용하는 시간보다 1-4시간이 늦었을 경우 식사와 관계없이 바로 드시고, 점심 약의 경우 식사와 관계없이 평소보다 조금 늦은 시간에 복용하고, 저녁 약 역시 평소보다 조금 늦은 시간 혹은 주무시기 전에 복용하시고, 다음 날부터는 평소와 같은 시간에 복용을 하도록 하십시오.

Q22

와파린은 어떤 경우에 처방되나요?

와파린은 항응고 치료에 사용이 되는 약제로, 혈전을 녹이거나 혈전이 생성되는 것을 억제하는 효과를 기대하고 사용합니다. 약 10년 전만 해도 와파린을 폐고혈압 환자들에서 보다 폭넓게 사용하는 경향이 있었으나, 이후 다양한 연구들에서 항응고치료가 예후에 좋은 영향을 가져온다는 객관적인 결과가 도출되지 않아 현재는 아주 제한적으로만 사용이 됩니다.

현재는 폐색전증에 의한 폐고혈압의 경우에는 다른 금기사항이 없다면 반드시 사용하는 약제이며, 다른 종류의 폐고혈압에 있어서는 정해진 규칙은 없고, 환자 개개인의 상황에 맞게 처방을 합니다. 하지만, 심방세동이라고 하는 혈전색전증이 잘 발생하는 부정맥이 생길 경우 이를 예방하기 위해 사용을 하며, 최근에는 와파린 이외에 새로운 종류의 항응고제를 사용할 수 있습니다. 이러한 약제 종류를 의학적으로는 약자로 '노악(NOAC)'이라고 지칭하는데, 자렐토, 엘리퀴스, 릭시아나, 프라닥사 등이 이에 해당합니다. 이 약제들은 혈중 농도를 모니터링하지 않고 사용할 수 있는 장점이 있으나, 가격이 와파린보다 많이 비쌉니다.

와파린을 사용하던지, 노악(NOAC) 계통의 항응고제를 사용하던지 대부분의 경우 평생 약제를 복용하는 경우가 많습니다.

Q23

집에 산소를 가지고 있는 것이 도움이 될까요? 산소치료는 어떤 경우에 받게 되나요?

산소치료가 폐혈관 저항을 낮출 수 있다고 하여 과거에는 필요시 산소를 사용할 수 있도록 집에 산소발생기를 두고 간헐적으로 사용하던 시절도 있었으나, 최근에는 일부 환자들에게만 산소치료를 하도록 권고가 되고 있습니다. 의학적으로는 동맥산소포화도가 93%보다 낮은 경우 혹은 동맥산소분압이 60 mmHg가 되지 않는 경우가 이에 해당이 됩니다. 또한, 걷거나 가벼운 운동 시 산소포화도가 90% 미만으로 감소하거나, 산소 사용 시 증상의 호전이 있는 경우에도 산소치료를 고려해 볼 수 있습니다. 수면과 관련하여 산소포화도가 감소되는 경우에도 산소치료가 도움이 될 수 있습니다.

Q24

해외에서는 개발되었는데 한국에서 처방불가한 약들이 있다고 들었습니다. 어떤 것들이 있으며 이유가 무엇일까요?

대표적인 약제로 플로란이라는 약이 있습니다. 폐동맥고혈압 치료제 종류 중 프로스타사이클린 동종체에 해당하는 약제로 주사제로 사용하며, 현재까지 개발된 폐동맥고혈압 치료제 중 가장 강력한 것으로 알려져 있습니다. 안타깝지만, 아직 우리나라에서는 처방이 불가능합니다. 가격이 매우 비싸고, 주사로만 사용할 수 있기에 주입속도를 조절하는 특별한 주입기구가 필요합니다. 이 주입기구 역시 의료기기로 우리나라에서 사용하려면 식약처에 허가가 필요합니다.

Q25

임상시험 권유를 받았습니다. 해도 될까요?

임상시험은 새로운 치료약제의 치료효과 및 안전성을 확인하기 위해 다양한 분야의 전문가가 여러 번의 수정을 거치면서 고안된 것으로, 의학이 새로운 치료방법을 찾게 해주는 유일한 방법입니다. 폐고혈압과 관련된 임상시험은 폐고혈압 환자 전체의 이익 증진에 크게 기여하였으며, 이렇게 얻어진 새로운 치료법으로 기존 약제로는 잘 반응이 없었던 환자들이 새로운 삶을 얻어 생활을 하고 있습니다. 따라서 '폐고혈압'이라는 질병을 정복하기 위해 임상시험은 필수불가결한 과정이라고 하겠습니다. 임상시험을 시행하는 중에는 새롭게 개발되어 임상시험에 처음 사용되는 약물은 무상으로 제공이 되며, 임상시험과 관련된 모든 의료 행위 및 의사와의 대화 시간 등은 모두 무료입니다. 이와 함께 임상시험을 진행함에 있어 알려져 있는 부작용 혹은 현재까지 알려져 있지 않은 부작용에 대한 모니터링, 또한, 사용하는 임상시험약제의 효과를 알기 위해 담당 연구간호사가 임상시험 참여자를 상세히 모니터링할 것입니다.

윤리적이지 않은 임상시험은 승인이 되지 않기 때문에, 병원에서 시행되는 모든 연구는 윤리적인 문제가 없는 임상시험으로 이해하시면 됩니다.

임상시험약과 가짜약(위약)을 비교하는 연구가 종료된 후, 그 결과가 긍적적이거나 고무적일 경우, 임상시험약제가 승인이 되거나, 혹은 회사가 그 약에 대한 권리를 포기하기 전까지는 무료로 그 약제를 계속 복용할 수 있도록 조치가 취해질 것입니다. 가짜약(위약)을 사용할 수 있는 가능성이 있으나 이 가짜약(위약)은 사람에게 위해가 가해지지 않는 약으로 이해하시면 됩니다.

다만, 모든 환자가 임상시험 참여에 적합한 것은 아니기 때문에, 여러 가지 참여 금기사항에 대해서 확인을 하게 되고, 모든 조항에 적합할 경우 임상시험에 참여할 수 있도록 허가가 됩니다. 하지만 담당 교수가 임상시험에 참여할 것을 권유한다고 해도 환자는 이를 거절할 권리가 있고, 거절을 한다고 해도 따로 치료에 불이익을 받지 않습니다.

정기 외래 진료를 갑니다

김경희 인천세종병원

Q26

정기 외래 전 검사를 위해서 특별히 준비할 것이 있을까요?

정기 외래 진료 전 당일 혹은 외래 전에 검사 스케줄을 확인합니다. 피검사는 대부분 금식할 필요는 없으나 중성지방 등 고지혈증 검사 시에는 금식을 요할 수 있으며 CT 검사 시에도 금식이 필요할 수 있습니다. 하지만 당일 물과 함께 약을 섭취하는 것은 상관 없으니 금식에 대해 안내를 받았다고 하더라도 약을 복용합니다. 단, 당뇨가 함께 동반된 경우 당뇨약은 검사 후 식사를 시작하면 드시는 것이 좋습니다.

6분도보검사와 같은 운동부하검사가 있을 수 있으므로 가벼운 복장과 함께 신발은 편한 것을 신고 방문하도록 하는 것이 좋습니다. 산소포화도를 측정하므로 손톱에 매니큐어 등은 지우고 가시는 것이 좋습니다.

운동부하검사를 위해 편한 복장이 좋으며, 매니큐어는 산소포화도 측정에 방해가 됩니다.

정기 외래 시에는 다음과 같은 부분을 확인해보고 담당선생님께 말씀드리세요.

1) 증상

이전에 비해 다른 증상은 없는지 꼼꼼히 체크하여 적어 둡니다. 실신이나 어지러움 혹은 두근거림, 호흡곤란, 발목 부종 등은 없었는지 또는 언제 그러한 증상들이 발생했는지 적어 두어 주치의께 이야기를 드립니다.

2) 약물

평소 드시는 약물이 얼마나 남아 있는지 혹은 부작용이나 불편함은 없었는지 주치의께 말씀드리도록 준비합니다. 설사나 복통 혹은 근육통이나 턱 등의 관절 통증은 없었는지 약물을 복용하고 새롭게 생긴 증상인지 혹은 오래전부터 있던 증상인지 확인합니다. 약물을 다시 타 갈때는 이전 약과 변경이 된 것인지 혹은 추가된 약물은 없는지 확인합니다. 개수를 확인하고 3-4일 정도는 만일을 대비하여 조금 더 받아가시는 것이 좋습니다.

3) 임신, 백신, 운동과 정신적인 스트레스

가임기 여성이라면 임신에 대해 상담을 받아야 합니다. 독감 주사와 코로나 백신 등에 대해 이전에 부작용은 없었는지 있었다면 어떤 부작용이었는지를 주치의에게 이야기 드리고 필요한 백신들을 맞습니다. 어느 정도의 강도로 운동이 필요할지 상담합니다. 우울감이나 정신적인 스트레스가 심하다면 추가적인 정신건강의학과 진료나 혹은 도움을 받을 수 있는 것들이 없는지 상의합니다.

4) 진단서, 통원 치료 확인서 등

필요한 서류들이 있다면 미리 외래 간호사에게 이야기를 해둡니다.

5) 다음 검사 일정 및 외래 일정 확인

최대한 비슷한 날짜에 올 수 있도록 검사 일정을 담당 간호사님과 조율합니다. 외래 일정 혹은 우심도자술이나 기타 검사들을 위해 입원을 할 경우 입원 시 주의 사항을 듣고 갑니다.

증상분류: 폐동맥고혈압 환자의 활동 능력에 따른 분류입니다.

단계	증상 개요
1단계	육체적 활동의 제약이 없습니다. 보통의 육체적 활동이 호흡곤란이나 피로, 흉통 혹은 실신 같은 증상들을 일으키지 않습니다.
2단계	약간의 경미한 육체적 활동의 제약을 받습니다. 휴식 시에는 안정적이며, 일상적인 활동으로도 호흡곤란이나 피로, 흉통 혹은 실신 같은 증상들이 나타납니다.
3단계	두드러진 육체적 활동의 제약을 받습니다. 휴식 시에는 안정적이나, 일상적인 활동보다 경미한 활동으로도 호흡곤란이나, 피로, 흉통 혹은 실신 같은 증상들이 나타납니다.
4단계	증상이 없더라도 어떠한 육체적 활동을 수행할 수 없습니다. 이러한 환자들은 우심부전의 명백한 징후들을 보여줍니다. 호흡곤란 혹은 피로감이 휴식 시에도 나타나며, 통증이 약간의 육체적 활동에 의해 증가됩니다.

진단 당시 증상의 중증도입니다. 병기가 아닙니다.

돌발상황

장성아 성균관의대 삼성서울병원

Q27

컨	디	션	이		좋	지		않	고		숨	이		이	전	보	다
찹	니	다	.		응	급	실	로		가	야		할	까	요	?	

- 다음 상황에서는 응급실로 가셔야 합니다.
  - 화장실도 못 갈 정도로 숨이 차다. (이전에는 일상생활 가능)
  - 열이 나면서 숨이 차다. (감염증 동반 가능성)
  - 객혈이 나면서 숨이 차다. (대량 객혈로 진행 시 매우 위험합니다)
  - 갑자기 숨이 찬데 안정상태에서도 숨이 차다. (급성 악화 원인 – 폐색전증 기흉 부정맥 등이 생긴 상황으로 응급상황일 가능성이 높습니다)
  - 밤새 숨이 차서 앉아서 밤을 샐 정도이다. (심부전 악화 가능성)

- 서서히 숨이 더 찬 것 같고 가만히 있을 때는 숨이 차지 않지만 조금만 빨리 걸어도 숨차면서 예전보다 다리가 붓는다면 외래로 가셔도 되지만 예약을 당겨서 1–2주 내에 방문하세요.

Q28

기억해 두어야 하는, 반드시 응급실로 가야 하는 상황이 있을까요?

다음 같은 상황에서는 응급실로 내원하셔야 합니다.

- 대량 객혈
- 안정상태에서 발생한 실신(뛰거나 갑자기 일어나면서 잠깐 생기고 회복한 실신 제외)
- 갑자기 생긴 호흡곤란이 바로 호전되지 않거나 더 악화되는 경우
- 오한을 동반한 고열
- 갑자기 시작되고 쉬어도 좋아지지 않는 30분 이상의 두근거림

Q29

산소포화도 측정기가 집에 있는데 종종 내려가서 겁이 납니다. 얼마나 떨어지면 병원에 가야 할까요?

폐동맥고혈압 환자에서 운동, 움직임 이후에 저산소증이 생기는 것은 흔한 일입니다. 환자에 따라 다르긴 합니다만 일반적으로 증상이 없을 때에는 산소포화도를 측정하실 필요가 없습니다. 또한 증상이 있다 하더라도 해석에 주의를 요하기 때문에 산소 공급이 필요한 정도의 중증 폐동맥고혈압 환자 또는 의식이 떨어져 있어서 증상을 알기 힘든 뇌신경장애나 지적장애를 동반한 경우를 제외하고는 산소포화도 측정기를 수시로 재는 것을 추천하지 않습니다. 최근 코로나 이후 집에 산소포화도 측정기를 보유하고 계시는 경우가 있는데 환자마다 매우 다른 의미를 띠므로 걱정이 되실 때에는 담당 선생님과 상의하시기 바랍니다.

Q30

폐동맥고혈압으로 다니던 병원에 가려면 몇 시간이 걸리는데 돌발 상황이 생겼을 때 가까운 병원으로 가도 될까요?

네. 당연히 가까운 응급실이나 내과 진료실을 방문하셔서 정말로 기존 진료병원에서 해결해야 하는 문제인지, 아니면 지금 진료하시는 선생님이 해결해 주실 수 있는 문제인지 확인하는 것이 좋겠습니다. 첫 번째 목적인 필요한 응급처치가 있다면 의료진의 판단하에 받을 수 있다는 것이 장점이고, 두 번째로는 의외로 지역 의료진의 도움으로 해결되는 부분들도 많을 수 있기 때문입니다. 세 번째로는 이송에 필요한 장비가 필요한 경우 의료진이 판단하여 도움을 줄 수도 있습니다(예를 들면 산소 처치 및 의료진을 동반한 이동, 전원병원의 입원실 사정 등을 파악).

Q31

조기 암 진단을 받았습니다.

수술을 받을 수 있을까요?

암의 종류와 부위, 폐동맥고혈압의 중증도에 따라 다르지만 대부분의 종양에서는 수술이 가능한 편입니다(예를 들면 유방암 등). 그러나 폐암이나 췌장암 등은 초기암이라 하더라도 위험도가 높으므로 어려울 수 있습니다. 이에 대해서는 암 치료 의료진과 폐동맥고혈압 치료 의료진 간의 상의가 필요합니다.

기타 약물/보조치료

김형윤 전남의대 전남대병원

Q32

흉통이 있을 때 협심증환자들이 쓰는 혀 밑에 넣는 약이나 아스피린을 먹어도 될까요?

흉통의 원인에 따라서 적절한 조치를 취해야 하기 때문에 진단 없이 협심증 환자의 약을 복용하는 것은 절대 추천하지 않습니다. 특히 협심증 환자들이 혀 밑에 넣는 약은 니트로글리세린인데 니트로글리세린은 폐동맥고혈압약제로 사용하는 실데나필(sildenafil)과 같은 약제와 상호작용하여 급성 저혈압을 일으킬 수 있어서 매우 위험합니다.

아스피린은 항염증 및 항혈소판 작용을 하는 약물로 동맥경화성 질환들에서 치료제 및 예방약제로 사용합니다. 하지만 위장관출혈이나 기능장애의 부작용 등이 생길 수 있고 폐혈관에는 전혀 도움이 되지 않으므로 아스피린을 복용해야 하는 질환이 따로 있는 것이 아니라면 복용을 하지 않는 것이 좋습니다. 이런 부분 또한 담당선생님과 상의하시기 바랍니다.

Q33

머리가 아픈데 약국에서 파는 진통제를 먹어도 될까요?

약국에서 처방전 없이 살 수 있는 진통제는 크게 나눠서 1) 타이레놀, 2) 비스테로이드계 소염진통제(nonsteroidal anti-inflammatory drugs, NSAIDS) 계열, 3) 생약계열로 볼 수 있는데, 이 중 타이레놀은 안전하게 사용할 수 있는 약물입니다. 비스테로이드계 소염진통제도 대부분 안전하게 사용 가능하지만 신장기능이나 심기능이 좋지 않을 경우에 부종 악화 및 호흡곤란을 유발하는 경우가 있어서 복용 후에 몸이 붓거나 숨찬 느낌이 들면 복용을 중단하셔야 합니다. 생약성분 계열은 기존에 드시던 약제와의 상호작용이나 효과 등이 확실히 알려지지 않은 경우가 많아서 피하시는 것이 좋겠습니다. 결론적으로 타이레놀을 드시는 것이 안전합니다. 또한 타이레놀로 잡히지 않으면서 진행하는 두통은 뇌혈관 등에 병적인 문제가 생겼을 가능성이 있으므로 병원을 방문하셔야 합니다.

Q34

한약을 먹어도 되나요?

한약은 매우 다양한 성분들의 복합체인 경우가 많으며, 기존에 환자분이 드시던 약제와 상호작용에 대해서 알려져 있지 않은 경우가 많습니다. 또한 알려져 있다 하더라도 여러분을 주로 진료하시는 내과 전문의가 이에 대해 알 수가 없습니다. 우리나라에서 한약은 세부 성분명이 환자나 의료진에게 공개되지 않습니다.

또한 폐동맥고혈압에 효과가 있는 한약은 개발된 적이 없는 바, 그 효과를 기대하기 어렵습니다. 오히려 기존의 복용 중인 전문 처방약물과의 상호작용으로 인해 부작용 발생 가능성이 있으므로 복용을 권해드리지 않습니다.

Q35

건강식품에 관심이 많은데 폐동맥고혈압에 도움이 되는 건강식품이 있을까요?

통상 말하는 건강식품은 '건강보조식품'으로 분류되는 것으로서 약으로 인정받지 못했기 때문에 폐동맥고혈압에 약효가 있는 것은 없습니다. 기본적으로 모든 건강보조식품은 '약효'가 입증된 바는 없다고 보시면 되겠습니다. 오히려 복용함으로서 기존에 드시던 약제와 상호작용 일으킬 수 있으므로 복용하고 싶은 건강보조식품이 있는 경우에는 담당 선생님께 확인 후에 드시기 바랍니다. 섭취부족이나 비타민 D 결핍증이 있는 경우에는 비타민류는 도움이 될 수 있으나 이는 처방도 가능한 사항으로 역시 담당 선생님과 상의하시기 바랍니다. 예를 들어서 혈액검사에서 비타민 D 결핍증이 입증된 경우에는 보험급여로 비타민 D를 처방받을 수 있습니다.

Q36

종합비타민을 먹어도 되는지 궁금합니다.

종합비타민은 타 약제와 중복이 없다면 일반적으로 복용하셔도 괜찮습니다. 다만 와파린을 사용하고 계실 경우에는 비타민 K를 복용하면 와파린의 효과가 없어지므로, 종합비타민은 드시지 않는 것이 좋겠습니다. 수용성 비타민은 이 경우에도 복용 가능합니다(비타민 B/C).

Q37

부종이 심한데 집에 있는 이뇨제를 더 먹어도 될까요?

기존에 부종이 심해질 시 추가 복용하도록 처방받은 이뇨제가 있다면 처방받은 용량만큼 추가 복용해 볼 수 있겠습니다. 이 경우 부종이나 체중의 감소를 매일 확인하는 것이 중요하며, 약 3–5일 이상 증량해서 복용 하는 경우에는 탈수 및 저혈압으로 인한 어지러움과 전해질 이상으로 인한 손발 저림 등의 증상이 발생할 수 있으므로, 의사 선생님의 정확한 지시가 없었다면 진료를 당겨서 보시고 용량에 대해 상담하시기 바랍니다. 또한 이뇨제 추가 복용을 하였음에도 불구하고 부종이 심해진다면 본인의 건강상태에 변화가 있어 약제 조절 및 추가 검사가 필요할 수 있으므로 병원으로 내원하여 주치의 선생님과 상담하는 것이 좋겠습니다.

Q38

기력이 없을 때 수액을 맞아도 될까요?

폐동맥고혈압 환자의 폐혈관은 많은 혈액량을 받아들이기 힘들 수 있고 이로 인해 심장의 과부하를 유발할 수 있습니다. 따라서 수액은 반드시 섭취/주입양과 소변양을 측정하면서 진행되어야 합니다. 기력이 없다는 이유가 아니고 의학적인 이유로 필요한 경우에 의사 처방하에 맞으실 수 있겠습니다. 또한 다니시던 병원이 아닌 인근 의원을 방문하실 때에는 반드시 기저질환에 대해 의사선생님께 알려드려서 수액 치료가 적절한 상황인지 상담 후에 맞으시기 바랍니다.

Q39

다리가 자주 붓고 피로감도 있는데, 이 경우 항색전스타킹을 사용하면 도움이 될지와 도움이 된다면 올바른 사용법이 궁금합니다.

주로 오래 앉아 있거나 서 있은 다음에 다리가 붓지만 그 외의 시간에는 많이 붓지 않는다면 항색전스타킹-탄력스타킹이 도움이 될 수 있습니다. 탄력스타킹은 주로 오래 서 있거나 앉아 있어야 하는 상황에 착용하면 도움이 됩니다. 이러한 경우 부종의 기전은 하지로 내려간 혈액이 중력의 이끌림에 반하여 올라와야 하는데 그 힘이 약한 경우입니다. 이러한 경우에 제일 좋은 방법은 다리 근육을 자주 사용해서 정맥순환을 돕는 것입니다. 이러한 부종과 피로감은 폐동맥고혈압과 직접적인 상관관계가 있지는 않습니다.

그러나 정강이뼈를 눌렀을 때 손가락 자국이 날 정도의 부종이 오후 시간 내내 있다거나 하루 종일 지속되는 경우에는 폐동맥고혈압에 동반된 심부전 때문일 수 있으므로 담당 선생님과 상의하시기 바랍니다. 이러한 부종은 적절한 이뇨제의 도움을 받는 것이 나을 수 있습니다.

Q40

폐동맥고혈압 환자에게 적합한 식이요법을 알려주세요.

폐동맥고혈압 환자에서 궁극적으로 문제가 되는 것은 우심실부전이며 따라서 적합한 식이요법은 심부전 환자의 식이요법과 같다고 보시면 되겠습니다. 심부전 환자의 식이요법에서 가장 중요한 부분은 소금 섭취를 줄이는 것입니다(저나트륨식사). 저나트륨식은 입맛에 싱거운 것보다는 실제 섭취하는 소금양을 줄이는 것이므로, 가장 쉽게 할 수 있는 것은 국이나 찌개 국물을 먹지 않는 것입니다. 또한 양념이 많은 음식을 피하고 굽기, 찌기 등에 소금이나 약간의 소스를 추가해서 먹는 음식을 택하는 것도 도움이 될 수 있겠습니다. 식당에서 사먹는 음식들은 대부분 대중의 기호에 맞춰서 염분이 높을 가능성이 높으므로 가급적 피하거나 양념이 적은 메뉴를 선택하시는 것이 안전합니다. 또한 라면, 과자(특히 스낵류), 해조류(특히 조미김)에 생각보다 엄청난 양의 나트륨이 들어 있으므로 주의하시기 바랍니다. 과일 중에서 자몽의 경우에는 폐동맥고혈압약으로 자주 사용하는 실데나필(sildenafil)의 약물 섭취와 대사에 영향을 미치므로 자몽 및 자몽 주스는 드시지 않는 것이 좋겠습니다. 또한 해산물의 경우에는 반드시

익혀드시고 굴, 조개류는 특히 여름철에는 완벽하게 익혀 드셔야 합니다.

위에서 언급한 것들 이외에는 대부분 드셔도 되며 균형 잡힌 식사라면 다 괜찮습니다. 특별히 무언가를 더 먹어서 좋은 것보다는 피하는 쪽(나트륨)으로 식사를 신경 쓰시기 바랍니다.

일상생활

박재형 충남의대 충남대학교병원

Q41

가족들과 자동차 여행을 할 계획입니다. 특별히 준비해야 할 것이 있을까요?

폐동맥고혈압을 앓고 있는 상태에서 여행을 계획하는 것은 어려울 수 있습니다. 하지만 스스로 자신이 얼마만큼 운동하면 숨이 차는지를 확인하여 그 범위를 넘지 않도록 한다면 여행은 가능합니다. 다른 사람들과 어울려서 집단으로 가는 여행은 가급적이면 피하는 것이 좋고, 여행을 하려고 할 때 꼭 경치를 보고 싶은 곳이 있다면 그 곳을 중점으로 하고 너무 빡빡하지 않은 일정으로 여행 계획을 세우는 것이 좋습니다. 다행히도 국내의 경우 산소치료가 필요할 만큼의 고도가 높은 곳이 없기 때문에 평지에서 산소치료가 필요하지 않은 환자의 경우에는 보조 산소가 필요하지 않습니다. 낮은 습도는 폐동맥고혈압의 악화에 중요한 역할을 합니다. 매우 건조한 공기는 폐를 자극해서 평소보다 기분이 나빠질 수 있어 적절하게 가습을 하는 것이 좋습니다.

여행기간이 길 경우에는 담당 선생님과 상의하여 자신의 상태에 대해 상담을 받고, 의사 선생님으로부터 충분한 의약품을 확보하는 것이 좋습니다. 여행하고자 하는 곳이 시골일 경우 자신의 상태가 나빠졌을 때 병원에 방문하는 것이 어려울 수 있습니다. 또한, 작은 병원에 가거나 폐동맥고혈압에 대한 전문의가 없는 병원에 방문하면 적절한 치료가 어려울 수 있습니다. 이러한 경우를 대비하여 담당 선생님에게 자신의 병명, 현재 상태와 현재 치료내역, 자신에게 발생할 수 있는 응급상황이 발생하면 어떻게 해야 할지에 대해 간단하게라도 진료소견서나 메모를 받아 놓으면 응급상황이 있을 때 도움을 받을 수 있습니다. 우리나라에서 여행할 경우에는 간단한 응급치료를 받은 후 자신이 진료받는 병원으로 이동하는 것이 어렵지 않은데, 아주 심각한 상황이 발생하게 된다면 주변의 폐동맥고혈압을 진료하는 전문센터가 어디에 있는지 확인해보는 것이 좋습니다.

혹시 폐동맥고혈압의 치료를 위해 펌프를 사용하는 경우 펌프 내 있는 약물이 얼마나 있는지, 여분의 약물이 있는지 확인해서 충분하게 준비해야 하고, 혹시 펌프가 망가지는 것을 대비하여야 합니다.

따라서, 다음을 준비해서 여행을 떠나십시오.

1. 진단명, 현재 상태, 약물 치료내역, 응급상황이 발생할 때 가능한 치료법이 있는 진료소견서나 메모
2. 여행기간 동안 복용할 수 있는 충분한 양의 약물
3. 가능하면 주변의 폐동맥고혈압 진료센터의 위치 확인, 휴대용 산소포화도측정기 등 장비

Q42

비행기 타고 해외여행을 가도 될까요?

비행기를 타고 여행하는 것은 자신의 상태가 허락한다면 불가능한 일이 아니나, 자동차로 국내에서 여행하는 것에 비해 준비해야 할 것이 더 많습니다. 비행시간은 얼마나 될지, 여행하고자 하는 곳의 고도가 어떤지, 그 곳의 의료상황은 어떤지, 여행지에서 어떤 활동을 할지 등등을 많이 고려해야 합니다.

제일 먼저 할 것은 담당 선생님과 자신의 여행계획에 대해 이야기하고, 자신이 그 여행이 가능한 상태에 있는지 상의하는 것이 꼭 필요합니다. 여행하고자 하는 곳의 의료진이 알아볼 수 있도록 영어로 진단명이 무엇인지, 현재 상태는 어떤지, 어떤 약제를 사용하는지, 발생 가능한 응급상황과 이 때 적절한 치료법에 대한 것이 포함된 진료소견서를 받아서 지참하기 바랍니다. 비행기에서 복용해야 하거나 펌프를 이용한 치료를 할 때에, 약제나 기구를 가지고 못타게 되는 경우를 대비하여 비행기에 약제나 기구를 가지고 탈 수 있도록 담당 선생님의 소견서를 받으셔야 합니다. 이러한 영문소견서는 외국에 입국할 때에도 유용하게 사용될 수 있습니다.

공항에 갈 때에는 여유시간을 넉넉히 잡고 가서 혹시 출국할 때 발생할 수 있는 상황에 대처하는 것이 좋습니다. 시간이 늦어져서 스트레스가 쌓이게 되면 환자에게 나쁘게 작용할 수 있고, 또한 비행기를 놓치게 되면 여행기간이 달라지게 되어 약물이 부족하게 될 수도 있습니다.

비행기 내의 압력은 해발 2,438 m와 비슷하여 산소분압이 해수면에서 15.1%로 산소를 들이마시는 것과 비슷하게 변하게 됩니다. 일반적으로 폐동맥고혈압이 안정된 상태라면 하루 정도의 비행은 큰 문제를 일으키지 않는다고 합니다. 그러므로 가능하면 비행시간이 길어지지 않도록 직항편을 이용하는 것이 좋습니다. 비행할 때는 2시간마다 한번씩 일어나서 걷는 것을 잊지 마십시오. 하지만, 산소포화도가 92% 이하일 경우나 산소분압이 60 mmHg 이하로 유지될 때에는 산소를 사용하는 것이 좋습니다. 산소는 2 L/min 정도의 속도로 유지하면 들이마시는 산소의 분압이 해수면 수준으로 유지되는데, 평소에 산소를 2 L/min 이상 사용할 경우 더 높은 속도의 산소가 필요할 수 있습니다.

여행하고자 하는 곳의 해발도 중요한데, 평소에 저산소증이 없고, 폐동맥고혈압이 안정적으로 조절된 상태일 경우 2,500 m까지 하루 정도 여행이 가능하다는 보고도 있지만, 여행지의 해발이 1,500 m 이상이고, 이곳에서 머물러야 할 시간이 몇 시간에서 며칠 정도일 경우는 산소를 사용하는 것이 좋습니다.

여행할 때 폐동맥고혈압 환자는 자신의 상태를 잊지 말아야 하는데, 건강한 사람에게도 무리가 될 수 있는 높은 산으로 등산을 하거나, 스쿠버다이빙 등의 극한 운동은 환자에게 매우 위험할 수 있어 꼭 삼가야 합니다. 또한 여행지에서 여행계획이 변경되어 약물이 부족하게 되는 것을 대비하여 여분의 약을 챙겨야 하고, 펌프를 사용하는 경우 약물을 충분하게 준비하고, 펌프가 고장났을 때를 대비하여 하나 더 준비하는 것이 좋습니다.

여행할 때 응급상황이 발생했을 때를 대비하는 것이 좋습니다. 자신의 진단명, 현재 상태, 복용하는 약제 및 발생가능한 응급상황에서 대처법 등을 기록한 영문 진료소견서를 가지고 가는 것이 중요합니다. 약을 분실했을 때를 대비하여 현재 복용하는 약의 이름과 용량, 용법에 대한 정보도 같이 가지고 가는게 좋습니다. 또한 여행하는 곳에서 폐동맥고혈압을 진료할 수 있는 의료시설의 위치를 파악하는 것이 좋습니다.

따라서, 다음을 준비해서 여행을 떠나십시오.

1. 진단명, 현재상태, 약물 치료내역(약물의 이름, 용량, 용법, 산소 사용 시 산소의 유량), 응급상황이 발생할 때 가능한 치료법이 있는 영문 진료소견서나 메모

2. 여행기간 동안 복용할 수 있는 충분한 양의 약물, 여분의 펌프
3. 주변의 폐동맥고혈압 진료센터의 위치, 전문의 이름 확인
4. 필요하면 휴대용 산소포화도측정기 등 장비

Q43

사귀는 사람이 있습니다.
결혼을 염두에 두고 있는데
제가 결혼을 해도 될까요?

폐동맥고혈압을 앓고 있는 사람이 자신을 진정으로 이해하고 사랑하는 사람이 생기면 결혼을 고민하게 됩니다. 결혼을 하는 것 자체는 병을 더 나쁘게 하지는 않습니다. 또한 거론하기 힘든 주제인 성생활도 가능합니다.

부부 사이의 성생활은 부부 간의 친밀도를 높일 수 있고, 삶의 질을 높일 수 있기 때문에 매우 중요한 문제일 수 있습니다. 일반적으로 폐동맥고혈압 환자들 대부분은 성생활을 할 수 있습니다. 하지만, 최근의 성행위를 한 후에 건강이 급격하게 변화되었다면 담당 의사선생님과 상의하여야 합니다. 산소를 사용하거나 펌프를 사용하는 경우에도 주의하면 성생활이 가능합니다. 하지만, 성행위 시 격렬한 활동으로 심장 박동수와 호흡수가 증가하게 되어 몸에 무리가 된다면 강도를 낮추는 것이 좋습니다.

Q44

아이를 갖고 싶습니다. 임신해도 될까요?

임신을 하면 산모가 죽을 수 있는 확률이 30-56%로 높아지게 되며, 태아가 죽을 확률도 11-28%로 높아서 모든 폐동맥고혈압 진료지침들에서 임신을 피하도록 강력하게 권고하고 있습니다. 그래서 폐동맥고혈압을 가진 가임기 여성은 꼭 피임을 해야 합니다.

하지만 폐동맥고혈압 여성 환자에서 임신이 확인된 경우에는 문제가 복잡해집니다. 임신으로 인한 폐동맥고혈압의 악화가 있을 수 있고, 폐동맥고혈압을 치료하기 위한 약물에 의해 태아의 기형이 발생할 수 있기 때문입니다. 이 경우에는 즉각적으로 담당 선생님과 상의를 하는 것이 좋습니다. 상의할 때에는 임신을 지속시킬지 여부에 대해 깊게 생각하여야 합니다. 임신을 중단시키는 것도 상의해볼 수 있습니다. 자신의 상태가 우심실 부전이 진행되는 것과 같은 위험도가 높은 상황일 경우에는 임신을 중단시키는 것이 좋습니다. 임신을 지속하고자 결정한다면, 복용하는 약제를 정맥투여나 피하 투여하는 약제로 변경이 필요하고, 숙련된 산부인과의사의 진료가 가능한 전문센터로 가는 것이 좋습니다. 일례로 우리나라에서도 적은 수(산모 9명에서 10명의 출산)이긴 하지만 산모나 태아의 사망이 없이 조절하였다는 보고가 있습니다만, 임신하는 동안 조기 진통이 발생하여 조기에 출산을 하거나 태아가 자궁 내에서 발육이 잘 안되는 경우도 있었습니다. 그러므로, 폐동맥고혈압을 가진 가임기여성의 경우 임신을 피하는 것이 가장 추천됩니다.

Q45

피임 권유를 받았습니다.
피임약을 먹어도 될까요?

임신을 피하기 위해서는 적절한 피임법을 사용하는 것이 중요한데, 가장 좋은 피임법은 콘돔을 사용하는 것입니다. 하지만 예상치 않게 실패하는 경우가 있어 프로게스테론이라는 성분이 단독으로 있는 피임약을 사용하기도 합니다. 자궁 내에 레보노게스트렐이라는 약물이 지속적으로 나오는 코일을 넣어서 피임을 할 수도 있습니다. 확실한 피임을 위한다면 두 가지 서로 다른 피임방법을 조합해서 사용하는 것이 필요하기도 합니다.

Q46

카페인 음료를 마셔도 될까요?

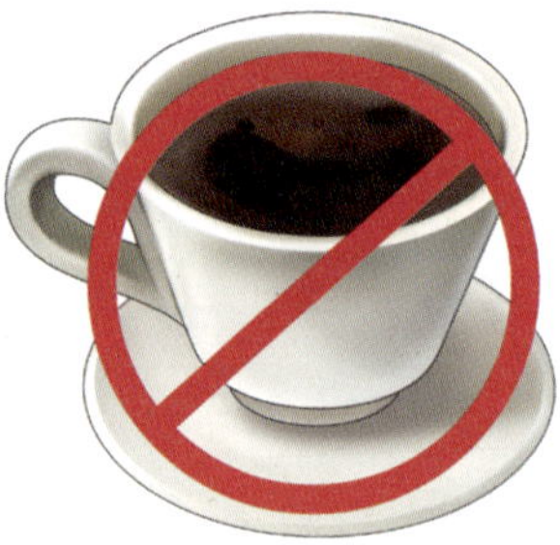

카페인의 경우 자극제로 혈압과 맥박을 올릴 수 있어, 폐동맥고혈압이 있는 환자들에게는 추천되지 않습니다. 만약에 꼭 마셔야 한다면 차나 다른 음료를 마실 수 있으며, 카페인이 없는 커피를 마시는 것도 하나의 방법입니다.

Q47

술을 마셔도 될까요?

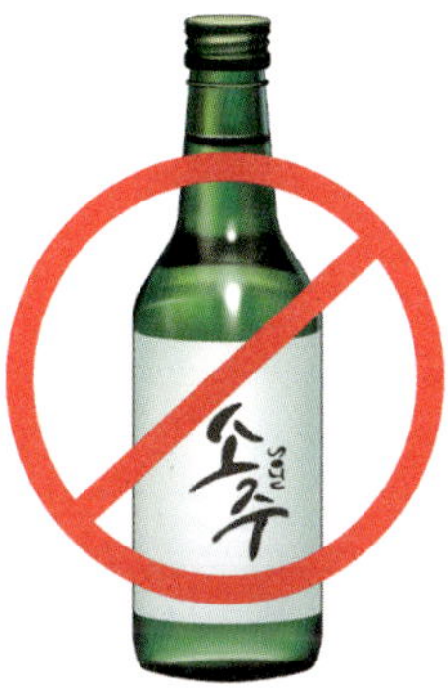

폐동맥고혈압이 있는 경우에 술을 마시면 자신에게 어떤 영향을 미칠지에 대해 궁금해 할 수 있습니다. 일반적으로는 술을 마시지 않도록 권하고 있습니다. 이는 술을 마시면 혈압의 이상을 발생시키거나 복용하는 약제의 효과를 변화시켜서 병을 악화시킬 수 있기 때문입니다. 또한 술을 너무 많이 마시면 면역이 저하되고, 기억력이 감소되면 심장질환 및 다양한 유형의 암이 발생할 수도 있기 때문에 마시지 않는 것이 좋습니다.

어쩔 수 없이 술을 마셔야 되는 상황이 된다면, 술을 가능한 한 적게 마시고, 취침 시간 6시간 이전에는 술을 마시지 않도록 해야 합니다. 동료들과 분위기를 깨지 않으면서 대화에 참여할 수 있는 방법으로 알코올이 들어있지 않은 맥주나 음료를 마시는 것입니다.

Q48

운동을 하고 싶은데 적절한 운동방법을 모르겠어요.

폐동맥고혈압을 가진 환자들은 운동을 하면 자신의 상태가 나빠질 것을 걱정하기도 합니다만, 운동은 개개인의 상황에 맞춰 시행한다면 폐동맥고혈압 환자들에게 육체적으로 활동적이게 만들고 에너지레벨을 증가시키며, 피로를 감소시키고, 힘을 키우기에 도움을 주며 스트레스 해소 등의 이점이 있습니다.

현재까지 폐동맥고혈압 환자들을 대상으로 한 운동 훈련에 대한 연구들이 많지 않았지만, 2006년에 발표된 논문을 보면 독일 하이델베르크 병원에서 30명의 폐동맥고혈압 환자들을 두 군으로 나누어서 다른 치료는 같게 하면서 한 군은 운동치료를 하도록 하고, 다른 군은 운동치료 없이 기존의 치료를 받도록 하였습니다. 운동치료를 받는 환자들은 의사와 물리치료사의 지도를 받아가면서 1주일에 7회 운동을 하도록 하였는데, 15주 후에 운동훈련을 받은 환자들의 6분 보행거리가 111 m가 증가한 반면, 운동을 하지 않은 환자들에서는 6분 보행거리가 15 m 감소하였습니다. 이러한 실험의 결과는 폐동맥고혈압 환자들에게 운동훈련이 안전하고 효과적임을 보여주는 것입니다.

그러면 어떻게 운동을 해야 할까요? 먼저 자신의 현재 상태에 대해 잘 알고 있는 담당 선생님과 상의해보는 것이 가장 좋은 방법입니다. 운동능력을 평가하는 방법 중 가장 많이 사용하는 방법은 6분보행검사나 심폐기능검사입니다. 운동검사를 시행하게 되면 의사 선생님에게는 환자의 운동 상태에 대한 정보를 제공하는 반면에 환자에게는 자신이 운동을 얼마나 해도 되는 지에 대한 느낌을 갖도록 합니다. 혹시 자신이 검사를 받게 된다면 검사를 받을 때 가능한 최대 운동을 했을 때 맥박수가 얼마까지 올라가는지에 대한 정보를 알게되면, 다음에 운동할 때 이 맥박수 이하로 운동하면 큰 문제가 없을 수 있습니다.

유산소 운동을 하게 되면, 아주 천천히 운동량을 늘려가면서 자신의 상태를 체크하는 것이 중요합니다. 절대로 무리해서는 안 됩니다. 일주일에 3회 20분 정도 자전거를 타보는 것은 일부 폐동맥고혈압 환자에서 괜찮을 수 있습니다. 괜찮다면 점점 운동시간을 늘리는 것이 좋습니다. 혹시 당신이 앉아서 생활하는 유형이라면 천천히 걷는 것부터 시작하여 점점 늘리는 것이 좋습니다. 충분한 양의 운동이 되려면 약간 숨이 찰 정도로 숨을 쉬어야 합니다. 운동할 때 여분의 산소가 필요한 지 알아보기 위해 휴대용 산소포화도측정기로 산소포화도를 측정해보는 것이 도움이 될 수 있습니다. 지속적으로 운동을 하면 더 많은 운동을 할 수 있습니다. 가능하면 6주 이상 운동을 지속해야 스스로 조금씩 적응할 수 있습니다.

수영의 경우는 좋은 유산소 운동이지만, 실신이 우려되는 경우에는 절대 혼자서 수영을 해서는 안 됩니다. 수영할 때 물에 뜨는 기구를 사용하면 익사를 예방할 수 있지만, 수영 중에 실신을 하게 되면 익사할 수 있기 때문입니다. 중심 정맥관을 통한 약제를 사용하는 경우에는 수영을 하면 안 됩니다.

근력운동도 가능하긴 하나, 너무 무거운 역기를 드는 운동은 피해야 합니다. 가벼운 것을 먼저 들고 10-15번 정도 반복해본 후 증상이 심해지지 않으면 좀더 무거운 것을 들고 운동할 수 있습니다. 중요한 것은 천천히, 천천히 훈련해야 한다는 것입니다. 무리하게 되면 심박동수가 높아지거나 낮아질 수 있는데, 분당 40회 이하로 낮아지거나, 분당 140회 이상으로 증가되면 가슴의 통증이 생기거나 실신할 수 있습니다. 하지만, 낮은 무게를 지속적으로 들게 되면 근육의 힘이 증가되어 운동량이 증가될 수 있어 증상이 좋아질 수 있게 됩니다.

Q49

치료에 도움이 되거나 반대로 피해야 할 음식이 있을까요?

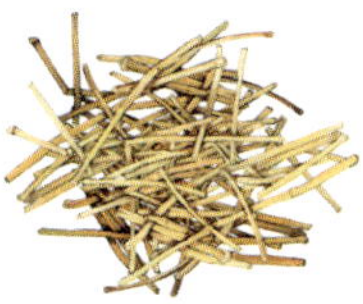
마황

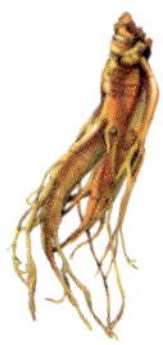
인삼

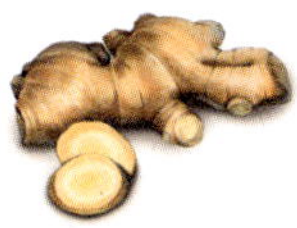
생강

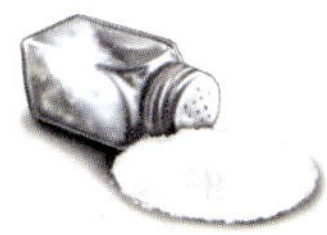
소금

폐동맥고혈압이 좋아지는 음식은 없습니다. 그러므로 병을 고치기 위해서 효과가 있다는 식품이나 한약 등을 찾아 헤매는 것은 시간과 돈을 허비하는 일입니다. 특히 폐동맥고혈압 환자들에게 해가 될 수 있는 자연적 치료법 중 당귀, 마늘, 은행나무, 생강, 파파야 추출물, 비타민 K 등은 와파린의 용량을 변화시킬 수 있기 때문에 주의해야 합니다. 마황의 경우 심박동수와 혈압을 상승시킬 수 있어 폐동맥고혈압 환자에서 사용하면 안 됩니다. 인삼이나 감초는 디곡신의 농도에 영향을 미칠 수 있기 때문에 먹지 않는 것이 좋습니다.

폐동맥고혈압 환자들에게 필요한 좋은 식이는 심장이 기능을 잘 할 수록 도움을 주며, 적절한 몸무게를 유지할 수 있도록 해주며, 부종이 생기지 않도록 하는 것입니다. 또한 영양분이 풍부한 식사를 하게되면 몸이 스트레스에 잘 적응할 수 있도록 해줍니다.

좋은 식사란 다양한 식품을 골고루, 적당히 먹는 것입니다. 다양한 음식을 통해 영양소를 골고루 먹게 되면 몸속에서 다양한 효과를 내게 됩니다. 좋아하는 음식을 한두 개만 먹는 편식을 하게 되면 영양소의 불균형을 일으키게 됩니다. 국내에서는 탄수화물이 많이 함유된 곡류군이 식생활의 주식이 되기 때문에 섭취량 중에 가장 큰 부분을 차지하게 됩니다. 두 번째로 많이 섭취해야 하는 식품은 고기, 생선, 달걀, 콩류 등 단백질이 많은 음식입니다. 특히, 우유나 유제품은 칼슘 섭취를 위해 중요합니다. 채소와 과일은 각종 비타민과 무기질, 식이섬유가 많이 함유되고 있으므로 매일 충분한 양을 섭취하는 것이 좋습니다.

적절한 체중을 유지하는 것이 좋습니다. 식이요법을 하고 있지 않은데도 살이 빠지는 것은 위험신호일 수 있습니다. 폐동맥고혈압을 가진 환자들은 정상 체중을 유지하도록 해야 합니다. 가능하면 소금이 적게 먹도록 해야 합니다. 소금을 적게 먹을 수 있는 방법은 다음과 같습니다. 국과 찌개는 건더기 위주로만 먹고, 국물은 먹지 않도록 합니다. 국물을 많이 먹게 되면 소금의 섭취량이 늘어나게 됩니다. 특히 찌개는 국보다 소금 함량이 더 많아서 주의해야 합니다. 국그릇의 경우 큰 국그릇보다 작은 국그릇을 사용하는 것이 좋습니다. 또한 잔치국수, 칼국수, 비빔국수, 메밀국수, 물냉면, 짬뽕, 라면 등은 소금이 많이 함유된 음식들이기 때문에 많이 먹으면 안 됩니다. 꼭 라면 등을 먹고 싶다면, 라면의 면을 한번 더 삶아 건지면 기름기와 소금기를 제거하는데 도움이 됩니다. 음식을 먹을 때 습관적으로 소금을 넣는 것을 삼가야 하고, 전이나 부침개, 만두 등을 먹을 때 가능하면 간장에 찍어서 먹지 않도록 해야 합니다. 집에서 직접 음식을 만들 때에는 저염 간장이나 저염 된장, 저염 고추장 등을 사용하는 것이 좋고, 집에서 장류를 만들 때에는 소금을 적게 넣는 것이 좋습니다. 양념 중 간장에는 물, 식초, 레몬즙, 다시 국물, 과일즙, 양파즙 등을 섞으면 희석해서 소금양을 줄일 수 있습니다.

배가 고픈 상태에서는 메스꺼움 증상이 더 심해질 수 있기 때문에 위가 완전히 비기 전에 무엇인가 먹는 것이 좋습니다. 또한 위가 꽉 찰 정도로 많은 양의 식사를 하는 것은 메스꺼움을 증가시킬 수 있고, 식사 도중에 물이나 탄산음료를 많이 마시면 음식물의 양을 늘리기 때문에 주의해야 합니다. 또한 기름기가 많은 음식은 삼가는 것이 좋은데, 지방질이 많으면 소화에 많은 시간이 길리기 때문에 구토를 일으킬 수 있습니다. 또한 뜨거운 음식보다는 차가운 음식을 먹으면 위를 진정시키는 데 도움이 될 수 있습니다. 메스꺼움이 심할 때에는 토스트, 크래커, 뻥튀기 등의 마른 음식을 섭취하는 것도 도움이 됩니다.

Q50

백 신 접 종 은 꼭 해 야 하 나 요 ?
어 떤 접 종 을 챙 겨 야 할 까 요 ?

백신접종은 발생할 수 있는 병에 대한 저항력을 높여서 병에 걸리지 않도록 하는 중요한 치료전략입니다. 특히 폐를 침범할 수 있는 질병들에 대한 백신이 필요한데, 여기에는 코로나바이러스에 대한 백신, 독감에 대한 백신 및 폐렴구균에 대한 백신이 있습니다. 코로나바이러스 백신의 경우 코로나에 걸렸거나 백신을 접종한 후 4개월이 지난 시점이면 맞을 수 있습니다. 독감백신은 그해마다 우세할 수 있는 독감바이러스에 대한 백신이 만들어지기 때문에, 매년 맞아야 합니다. 백신을 맞은 후 2–3주 후에 면역력이 생기기 때문에 가능하면 9월에서 10월 사이에 백신을 접종하는 것이 좋습니다. 폐렴구균 백신은 폐렴구균에 의한 폐렴을 예방하는 백신으로 다당백신(23가)의 경우에는 평생 한 번만 맞아도 효과가 있다고 합니다.

Q51

피부과 레이저나 쁘띠성형수술 해도 될까요?

폐동맥고혈압 환자에서 수술에 따른 임상결과를 보여주는 연구는 많지 않습니다. 145명의 폐고혈압 환자를 대상으로 한 연구에 따르면 본태성 고혈압이 있고, 3시간 이상의 수술이나 수술 중에 도파민을 사용했을 때 및 중등도 및 고위험 수술일 경우 비심장 수술 후 나쁜 예후를 보였습니다. 폐동맥고혈압이 잘 조절되고 있다면 비교적 간단한 수술의 경우에는 문제가 되지 않습니다. 다만 수술 후 감염이 되면 심장에 부담이 될 수 있기 때문에 꼭 필요한 수술이 아니면 하지 않는 것이 좋습니다.

Q52

사우나에 가도 될까요?

일반적으로 따뜻한 물속에 몸을 담그거나, 증기탕에 가는 것은 몸이 풀리게 되어 안정에 도움이 됩니다. 하지만, 열이 올라가면 혈압이 감소될 수 있고, 땀을 많이 흘리면 혈압이 더 감소되어 쓰러질 수도 있습니다. 그러기 때문에 사우나나 증기탕에 가는 것을 피하는 것이 좋습니다. 가능하면 뜨거운 물로 하는 샤워도 간단하게 하는 것이 좋은데, 가능하면 미지근한 물로 샤워하는 것이 좋습니다. 피치 못한 사정으로 사우나에 가야 한다면, 시간을 최소화하고 물을 충분하게 마시는 것이 좋습니다.

진행된 폐동맥고혈압

김대희 울산의대 서울아산병원

Q53

진행된 폐동맥고혈압이나 고위험군에서는 주사약제를 써야 한다고 들었습니다. 어떻게 쓰는 건지 궁금합니다.

진행된 고위험군에서는 정맥 및 피하주사로 사용하는 프로스타싸이클린 유사체를 사용하도록 권고되고 있습니다. 가장 오랜 역사와 임상적인 효능이 입증된 약은 에포프로스테놀(epoprostenol)이라는 약이 있습니다. 약의 반감기가 짧아 정맥주입만이 가능하며 지속적 주입을 위해 히크만 카테터 혹은 케모포트 등의 중심정맥관 삽입을 하게 됩니다. 감염을 최대한 막을 수 있도록 중심정맥관을 삽입하기 때문에 수개월에서 수년간 사용이 가능하지만 감염의 가능성이 없는 것은 아닙니다.

또한 중심정맥의 혈전 같은 부작용을 유발할 수 있습니다. 하지만 현재 우리나라에서는 이 약제가 이용 가능하지 않습니다. 여러 단체에서 노력하고 있으므로 조만간 약이 들어올 것을 기대해 봅니다.

대신 우리나라에서는 레모둘린이라는 프로스타싸이클린 유사체가 이용이 가능합니다. 반감기가 에포프로스테놀보다 약간 길어서 피하주사로도 사용가능한 것이 장점입니다. 주입에 필요한 전용 주입펌프를 사용하며 쉽게 설명해서 피하주사로 인슐린 펌프를 사용하는 것과 비슷하다고 생각하시면 되겠습니다. 환자의 상태가 안정적이면 처음부터 피하주사로 이용이 가능하며 안 좋으면 처음부터 정맥주사로 사용합니다. 경우에 따라서는 정맥주입을 하다가 피하로 바꾸는 경우도 있습니다. 피하주사 삽입 부위는 바늘 삽입 부위의 상태에 따라 수주에서 수개월 사이 위치를 바꾸게 됩니다.

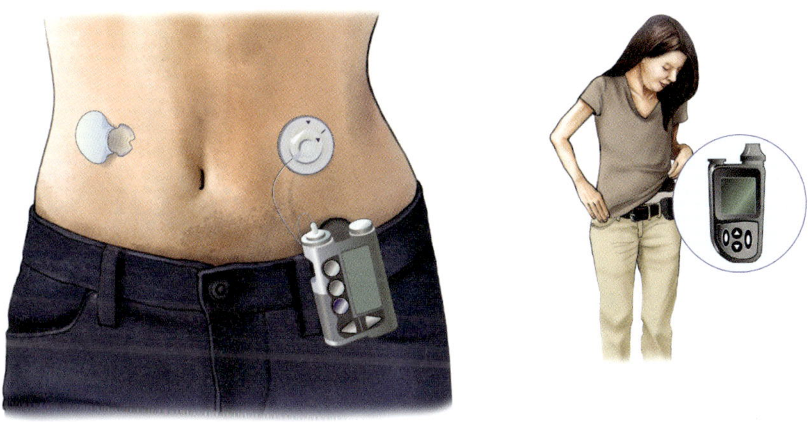

레모듈린 피하주사 펌프

Q54

주사약제의 부작용이 궁금합니다.

프로스타싸이클린 유사체는 처음부터 저용량으로 사용해서 일정 시간 간격으로 올리게 됩니다. 환자마다 효과가 나타나는 적정 용량이 전부 틀리며 부작용이 용량을 증량하는 속도를 결정하는 가장 중요한 인자입니다. 홍조, 근육통, 관절통(특이 턱관절), 설사, 두통 등의 부작용이 있으며 증상 조절을 위한 약제를 복용하면 수일 내에 좋아지는 경우가 많습니다. 진통제, 지사제 등을 사용하는데 통증이 아주 심한 경우에는 옥시코돈 같은 마약성 진통제를 사용하기도 합니다.

피하주사의 경우는 중심정맥관처럼 균혈증을 동반하는 중증 감염은 매우 드물지만 주사바늘 삽입 부위의 국소 통증, 발적, 염증 및 농양 형성 등의 부작용을 동반할 수 있습니다. 특히 피하 주사의 경우는 주사바늘 삽입 부위의 통증이 문제가 되는데, 진통제 복용 및 국소마취제 등을 바르게 되면 수일 내에 좋아지며 드물게는 1-2주 정도 가는 경우도 있습니다. 이 통증이 약제 자체의 부작용인지 아님 감염에 의한 염증반응에 의한 통증인지 구분하는 것이 중요한데 약제 자체의 의한 것은 대부분 바늘 삽입 초기에 나타나고 시간이 경과하면 좋아집니다. 후자의 경우에는 삽입시간이 꽤 경과하였고 시간이 갈수록 염증 부위가 넓어짐에 따라 발적과 통증 부위가 커집니다. 이 경우에는 항생제의 복용이 필요하거나 아주 드물게 배농이 필요한 경우도 있습니다.

Q55

폐이식을 등록하라고 들었습니다. 폐이식은 성공률이 얼마나 되나요?

보건복지부 국립 장기조직 혈액관리원에서 2022년 6월 발간된 2020년 통계 연보에 따르면 폐이식자의 생존율은 1년 64%, 3년 51%, 7년 37%로 다른 장기에 비해 좋지 않습니다. 우리나라 전체의 성적은 전 세계 유수 폐이식 센터의 성적을 합한 국제심폐이식학회(ISHLT) 1년 85% , 3년 67%, 5년 61% 정도에 비해 떨어지나 폐이식을 많이 하는 상위 2-3개 센터의 성적은 국제심폐이식학회 성적과 대등하거나 오히려 좋은 편입니다.

Q56

폐이식 대기 기간이 궁금합니다.

폐이식의 경우에는 2018년도 법개정으로 생체이식도 가능하나 아직까지는 거의 대부분이 뇌사자에 의한 공여에 의한 이식입니다. 우리나라의 폐이식의 대부분은 특발성 폐섬유증 환자에게 이루어지며 특발성 폐동맥고혈압에 의한 폐이식은 1년에 5건 정도가 이루어지고 있습니다. 아이젠멩거증후군 환자에서의 폐이식은 최근 7년 동안 2019년 1건이 있었습니다. 이경우에는 대부분 심폐이식을 동시에 해야 하므로 대기기간이 무척 긴 편입니다. 2019년, 2020년 모두 한해 150건 정도의 폐이식이 이루어졌으며 70-75%가 서울에서 시행되고 있습니다. 2020년 통계에 의하면 폐이식을 기다리는 환자들의 평균 대기기간은 230일입니다. 가장 응급도가 높은 status 0인 환자의 경우에도 평균 대기기간이 180일입니다.

Q57

폐이식을 하고 나면 폐동맥고혈압 약은 안 먹어도 되는 걸까요? 이식 후에는 어떤 약들을 먹는지 궁금합니다.

수술 후 입원기간은 약 4주 전후이며, 퇴원 후에는 정기적으로 외래 진료를 받아야 하고, 장기이식에서 야기되는 거부반응을 예방하기 위하여 모든 환자에게 면역억제제를 매일 복용하여야 하며, 호흡재활 등 일체의 폐이식 후 관리 원칙에 따른 치료 및 관리가 진행되게 됩니다. 수술 후 이식 폐가 제기능을 회복할 때까지 보통 6개월에서 1년 정도 소요되는데, 이때 환자의 예후에 가장 큰 영향을 미치는 것이 운동입니다. 간이나 신장, 심장 등의 장기는 몸 안에서 혈액을 통해 영양분과 산소를 공급받기 때문에 외부에 전혀 노출되지 않습니다. 반면 숨 쉬는 과정에서 직접 대기에 노출되는 폐는 감염에 취약하기 때문에 장기의 자체 면역기능이 아주 강한 편입니다. 면역기능이 강하다는 건 그만큼 거부반응이 일어날 가능성이 더 크다는 뜻이어서, 폐이식 후 사용되는 면역억제제 농도도 높은 편입니다. 폐이식 환자의 1년 생존율이 80-90%로 크게 향상되었음에도 전 세계적으로 5년 생존율이 50-60%에 그치는 것도 만성거부반응이 원인인 경우가 많습니다. 따라서 환자들은 면역억제제를 비롯해 주치의가 처방하는 약들은 반드시 용량을 지켜서 제때 복용해야 하고, 규칙적인 외래 검진을 통해 합병증을 조기 진단하고 관련 처치를 받아야 합니다. 폐동맥고혈압의 경우에는 거의 대부분 양측폐이식을 하게 되며 대부분의 폐고혈압 약제는 수술 후 1주일 이내 끊을 수 있게 됩니다.

소아청소년의 폐동맥고혈압

은영민 연세의대 강남세브란스병원

Q58

소아는 어린데… 왜 폐동맥고혈압이 아이한테 생기나요?

소아의 경우 주로 선천성 심장질환에 의해서 이차적 폐동맥고혈압이 발생하게 됩니다. 드물게 성인과 같은 다양한 원인으로 발생하기도 하나 그런 경우 어린 나이 보다는 청소년 시기 이후에 발생하게 됩니다.

신생아에서 출생 직후에 생기는 폐동맥고혈압이 있는데 이것은 폐동맥고혈압 지속증이라 부릅니다. 태아 시기에는 폐가 일을 하지 않아 폐혈관으로 혈류가 흘러갈 필요가 없다 보니 정상적으로 폐동맥 혈류 저항과 압력이 높은 상태로 있게 됩니다. 그 후 태어남과 동시에 아이가 스스로 호흡을 하기 시작하면서 폐혈관 저항과 압력이 감소되어 폐혈관으로 혈류가 잘 흘러갈 수 있어야 하는데, 태아에서 신생아로 넘어가는 이 과정에서 폐혈관의 저항이 감소되지 않고 지속적으로 상승되어 압력이 높아져 있는 경우를 폐동맥고혈압 지속증이라고 합니다. 폐동맥고혈압 지속증 발생이 생기는 이유는 자궁 내 저산소증, 산모의 감염, 태변 흡입 증후군, 양수 부족에 의해 폐가 비정상적으로 발달한 경우, 유리질막증, 폐렴 등의 폐 질환 등의 영향을 생각할 수 있습니다. 신생아 폐동맥고혈압 지속증은 생후 24시간 이내 호흡곤란과 심한 청색증의 악화를 보이게 되어 신생아 중환자실에서 집중 치료가 이루어져야 하는 질환입니다.

한편 미숙아인 경우 폐형성 및 폐혈관 미성숙으로 인한 만성 폐질환을 동반하는 경우가 있는데 이 경우에도 이차적으로 폐동맥고혈압이 발생할 수 있습니다.

Q59

어떤 증상을 보이나요?

폐동맥고혈압이 발생하더라도 초기에는 증상이 뚜렷하지 않다가 서서히 호흡곤란이 발생하게 됩니다. 환자가 말을 할 수 있는 연령이라면 움직이거나 뛰어놀 때 운동 시 호흡곤란, 피곤함을 호소하게 되고 실신이 발생할 수 있습니다. 영아의 경우 호흡수가 빨라지고 젖을 잘 빨지 않거나 힘들어 하면서 자주 끊어 먹는 경우, 체중이 잘 늘지 않을 경우 의심할 수 있습니다.

선천성 심장질환이 동반된 일부 환자의 경우 폐동맥고혈압이 중증으로 진행하게 되면 청색증을 보이는 경우도 있는데 주로 운동 시에 심해질 수 있습니다.

폐동맥고혈압으로 인해 우측 심장의 혈류 흐름이 불편해지는 경우 우측 심부전이 동반되게 되고 이러한 경우 다리가 붓거나 간기능이 악화될 수 있습니다.

Q60

어떻게 진단하나요? 아이들도
어른과 똑같이 검사할까요?

앞서 설명한 증상으로 병원에 내원하게 되면 기본 검사로 가슴 엑스레이 검사, 심전도, 심장초음파 검사를 통해서 폐동맥고혈압을 의심하거나 진단할 수 있습니다. 소아에서 선천성 심장병이 없이 폐동맥고혈압이 발생한 경우에는 원인을 찾고 다른 질환을 감별하기 위한 유전자 검사, 폐기능 검사나 CT 검사가 필요할 수도 있습니다. 가장 정확한 방법으로 심도자술을 통해 진단할 수 있는데 심도자술은 다리 혈관을 통해 심장에 압력을 잴 수 있는 도관을 넣어 직접 폐동맥 압력을 재는 방법입니다. 심도자술을 하는 것이 위험할 수 있는 미숙아나 어린 영아들의 경우에는 심도자술을 시행하지 않고 심장초음파 검사로만 진단하고 중증도를 평가하기도 합니다.

Q61

치료는 어떻게 하나요?

폐동맥고혈압 원인에 따라 치료방법이 다릅니다. 폐질환이나 선천성 심장질환에 의해 발생된 폐동맥고혈압의 경우 원인이 되는 질환을 치료해 주면 대부분 호전될 수 있습니다. 그러나 선천성 심장질환의 진단이 늦어지거나 적절한 시기에 치료를 받지 못하게 될 경우 중증 폐동맥고혈압으로 악화되게 되면 폐동맥 혈관벽이 더 이상 약물 치료에 반응하지 않게 되고 청색증이 생기게 되는데 이를 아이젠맹거증후군이라고 하고 아이젠맹거증후군이 되면 선청성 심장병 치료 및 폐동맥고혈압 치료가 좀 더 까다로워지게 되어 반드시 전문가와 의논해야 합니다.

신생아 폐동맥고혈압 지속증의 경우 제대로 치료받지 않는 경우 사망에 이를 수도 있는 중증 상태로 진행할 수 있으나 인공호흡기치료와 폐동맥확장제와 같은 치료제를 통해 대부분은 호전됩니다. 다만 만성 폐질환이나 신경학적 후유증이 동반될 수도 있어 발생할 수 있는 합병증 여부에 대해서는 추가적으로 검사가 필요할 수 있습니다.

원인을 알 수 없이 발생한 폐동맥고혈압의 경우 폐동맥 확장제나 폐혈관 형성을 억제시키는 약물로 치료를 하게 되는데, 중증도에 따라서 약제의 종류가 달라지고, 2–3가지 서로 다른 종류의 약제를 복합하여 사용하기도 합니다. 일부 심한 환자의 경우는 우측 심장의 부담을 덜어주기 위해 우측과 좌측 심방 사이 벽에 구멍(경피적 심방 중격 절제술)을 만들어 주기도 하는데 이는 원인적 치료라기보다 악화된 환자의 증상을 경감시켜 주기 위한 시술로 고려하는 것입니다. 모든 치료를 통해 반응이 좋지 않은 경우 가장 마지막 단계로 고려하는 치료는 폐이식 또는 심장-폐이식입니다.

현재 지속적으로 폐동맥고혈압을 치료하기 위한 새로운 약제가 개발되고 있으나 소아의 경우 아직 임상적 안정성이 확인되지 않아 사용 가능한 약물의 제한이 있습니다. 하지만 폐동맥고혈압 약제의 허용 연령을 넓히기 위해서 전 세계적으로 함께 노력하고 있어 앞으로 소아에서 사용할 수 있는 폐동맥고혈압 약제는 좀 더 다양해 질 수 있을 것으로 기대할 수 있겠습니다.

Q62

치료하면 완치가 가능한가요?

일반적으로 폐동맥고혈압은 치료가 어려운 것으로 알려져 있으나 원인과 중증도에 따라서 예후가 다르고 경우에 따라서는 완치가 가능하기도 합니다. 폐동맥고혈압이 중증으로 진행하기 전에 진단과 치료가 잘 이루어지는 것이 가장 바람직하겠습니다. 선천성 심장질환에 의해 발생한 폐동맥의 경우 선천성 심장질환을 잘 치료해주면 대부분의 경우 폐동맥고혈압이 호전됩니다. 폐동맥고혈압은 어느 정도 진행될 때까지 증상이 뚜렷하지 않을 수 있기 때문에 우리 아기가 선천성 심장병으로 진료를 받고 있다면 폐동맥고혈압 발생 여부를 심장초음파 검사를 통해 추적 관찰 받으면서 주치의와 상의하는 것이 중요하므로 반드시 정기적으로 병원에 내원하여야 합니다.

유전자 이상이나 원인을 알 수 없이 폐동맥고혈압이 발생한 경우는 상대적으로 치료가 어려울 수 있습니다. 하지만 현재 폐동맥고혈압에 대해 많은 연구가 이루어지고 있으며 새로운 약제에 대한 개발도 지속적으로 진행되고 임상시험 중인 신약들도 있으므로 가까운 미래에 중증 폐동맥고혈압 환자의 치료 성적도 더 향상될 수 있을 것이라 기대해 봅니다.

Q63

폐동맥고혈압 환아가 조심해야 할 것들이 있나요?

폐동맥고혈압 환아에서 무리한 운동은 증상을 악화시키고 심한 경우 실신이 발생할 수 있어 주의가 필요할 수 있습니다. 그러나 적절한 운동은 심장 기능을 더 좋아지게 해 주고 성장기 환아의 삶의 질을 향상시킬 수 있기 때문에 환아의 상태에 따라 적합한 운동이 무엇인지 의료진과 상의하여 진행하는 것이 좋겠습니다.

중증 폐동맥고혈압의 경우 비행기 여행을 해야 할 경우에 산소가 필요할 수도 있어서 여행 전에 반드시 주치의와 상의하여 여행을 계획하는 것이 좋겠습니다.

소아의 다양한 호흡기 감염은 폐동맥고혈압을 악화시킬 수 있기 때문에 감기에 걸리지 않도록 환절기 및 가을·겨울철 마스크 착용과 손을 잘 씻어 감염을 예방할 수 있는 생활습관을 만들어 주고 매년 독감 접종을 시행해 주는 것이 도움이 됩니다.

폐동맥고혈압 관련 사회복지제도

문주령 삼성서울병원

Q64

희귀·중증난치성질환의 의료비 지원 사업에는 어떤 것들이 있나요?

폐동맥고혈압 환자들의 일부는 본인의 1) 진단명, 2) 중증도, 3) 소득 수준에 따라 다양한 국가의 사회복지 제도 혜택을 받을 수 있습니다.

폐동맥고혈압 중 희귀·중증난치성질환은 크게 3가지로

- 일차성 폐동맥고혈압(원발성/특발성 폐동맥고혈압, 유전성 폐동맥고혈압; I27.0)
- 아이젠멩거증후군(선천성 심장병에 의한 폐동맥고혈압; Q21.8-Q20.2)
- 전신결합조직 질환에 의한 폐동맥고혈압[결체조직질환: 전신성 홍반루프스(M32), 피부근육염(M33), 전신경화증(M34), 쇼그렌 증후군 등(M35.1)]입니다.

이들 질환들은 경제적으로 부담이 되는 폐동맥고혈압 약제들 특히, 트라클리어, 볼리브리스, 벤타비스, 레모듈린 등이 의료보험 적용이 되며, 또한 증상이 심하여 호흡곤란 정도가 심한 경우(WHO 기능 단계 III, IV)에도 의료 보험 적용 대상이 되어 혜택(급여 부분만)을 받을 수 있습니다.

희귀·중증난치성질환 의료비 지원 사업으로는 산정특례 제도, 본인부담상한 제도, 희귀질환자의료비지원 제도, 재난적 의료비지원제도 등을 운영하고 있습니다.

1) 산정특례 제도

- 내용: 입원 및 외래의 총진료비 중 건강보험이 적용되는 부분(급여)의 10%만 본인 부담

- 신청: 의료진에게 산정특례신청서를 작성받아 해당 병원 원무팀 또는 국민건강보험공단에 제출

- 참고: 확진일로부터 30일 이내 신청 시 확진일로부터 소급 적용, 30일 이후 신청 시 신청일로부터 적용됨

* 희귀·중증난치성질환의 적용 기간은 등록일로부터 5년

2) 본인부담상한 제도

고액의 진료비 경감을 목적으로, 1년간(1/1–12/31) 환자가 지출한 급여본인 부담액이 소득수준에 따라 정해진 본인 부담 상한액을 넘는 경우, 넘는 금액을 전액 환자에게 돌려 주는 제도(문의전화 1577-1000)

• 사전 급여: 동일한 병·의원에 입원하여 발생한 당해 연도 급여 본인 부담액이 상한액 기준을 넘는 경우, 병원에서 초과 금액을 공단으로 직접 청구하여 환자가 부담하지 않도록 함

* 단, 요양병원의 경우 당해 연도 급여본인부담액이 상한액 기준을 넘는 경우, 공단에서 초과 금액을 환자에게 직접 지급함

• 사후 급여: 당해 연도 환자가 요양기관(병원, 약국)에서 진료를 받고 부담한 총 급여본인부담액이 상한액 기준을 초과한 경우, 다음해에 초과 금액을 환자에게 환급

3) 희귀질환자 의료비 지원사업

• 대상: 산정특례 등록 질환 중 환자 및 부양의무자 가구의 소득(기준 중위소득 120% 이하) 및 재산(지역 및 가구 규모 별 최고 재산액 300% 이하) 기준을 만족하는 환자

• 내용: 의료비 중 급여 본인 부담금 지원, 질환에 따라 보조기기 구입비, 인공호흡기 대여료 및 기침 유발기 대여료, 간병비 지원

• 신청: 주민등록 관할 보건소

4) 재난적의료비지원 사업

• 대상: 입원 환자 및 본인부담 산정특례에 등록된 중증질환으로 외래 진료를 받는 환자 중 1) 기준 중위 소득 100% 이하이고 2) 지원 대상

자가 속한 가구의 과세표준액이 7억 원 이하이며, 3) 가구원 수별 건강보험료를 기준으로, 「해당 연도 기준 중위소득, 건강보험료 및 입원비 부담 수준 기준표」에 제시된 의료비 부담 수준을 초과하여 의료비를 지불한 환자(* 기준중위소득 100% 초과 대상이라 하더라도 의료비 발생 수준에 따라 개별 심사를 통해 지원이 이루어질 수도 있음)

- 내용(혜택): 1) 연간 180일 이내, 3천만 원 한도 내에서 본인부담상한제 적용을 받지 않는 본인부담금의 50–80% 지원, 2) 기준 금액을 초과하는 고액의료비 부담자는 추가 심사를 통해 최대 1천만 원까지 추가 지원 가능, 3) 국가·지방자치단체의 의료비 지원금 또는 민간보험 수령금이 있는 경우, 그 지원금 또는 수령금을 제외하고 지원금액 신청

- 신청: 국민건강 보험 공단 방문(문의: 1577-1000)

Q65

희귀·중증난치성질환 의료비 지원 사업 외에 도움을 받을 수 있는 사업이 있나요?

상기에 제시한 희귀·중증난치성질환 의료비 지원 사업 이외에도 보건복지부 긴급복지지원제도, 국민기초생활보장제도, 차상위 본인부담금 경감제도, 보건복지부 생애주기별, 소득재산기준별, 서비스유형별(건강, 교육, 주거 등) 환자의 위기 상황에 따른 복지 사업을 운영하고 있습니다. 전국 어디서나 보건복지부 콜센터(지역번호 없이 129번)로 문의하시면 복지 서비스, 건강생활, 소득보장, 긴급지원 등 복지에 관한 모든 사업을 상담받을 수 있습니다.

Q66

희귀·중증난치성질환을 진단받으면 장애 등록이 가능한가요?

희귀·중증난치성질환이 진단된다고 해서 모두 장애 등록이 되는 것은 아닙니다. 희귀·중증난치성질환으로 후유장애가 남게 되었을 경우에만 신청할 수 있으며, 후유장애 유형 및 장애수준, 판정 시기가 모두 다르므로 담당 의료인과 상의가 필요합니다.

이상에서처럼 국가 사회복지제도 이외에도 민간 사회복지기관에서 다양한 서비스를 제공하고 있습니다. 이는 기관별, 대상별 상이하므로 해당 의료기관의 사회복지팀과 상의하십시오.

유용한 홈페이지
헬프라인: http://helpline.kdca.go.kr

건강 일지

한국폐동맥고혈압환우회

QR코드를 통해 홈페이지
회원가입 후 건강일지 PDF파일
다운로드가 가능합니다.

건강 일지

이름 :

생년월일 :

병명

한글	영문(해외여행 시 필수)
( ) 폐동맥고혈압	pulmonary arterial hypertension
( ) 원발성폐동맥고혈압	idiopathic pulmonary arterial hypertension
( ) 유전성폐동맥고혈압	hereditary pulmonary arterial hypertension

[참고:다른질환]
폐섬유증 pulmonary fibrosis, 전신경화증 systemic sclerosis, 루프스 lupus, 천식 asthma, 유전성출혈성모세혈관확장증 hereditary hemorrhagic telangiectasia, HHT

[참고:질병코드]
원발성 폐동맥고혈압 I27.0 , 이차성 폐동맥고혈압 I27.2

병원 :

주치의 :

환자번호:

현재 먹는 약

현재 먹는 약(질환별)

병명	현재 먹는 약

현재 먹는 약(질환별)

병명	현재 먹는 약

약제 변경 일지

폐동맥고혈압 약제 첫 처방일 및 용량을 적어 두면 여행가거나 병원을 옮길 일이 있을 때 의료진이 환자 파악하기에 좋습니다.

약 처방일	약 처방 내용	비고
2023. 00. 00	○○○ 10 mg 1알 1번	○○병원

[작성방법]
2023.3.7. 옵○○ 10 mg. 1알 1번
2023.6.5. 옵○○에 파△△ 추가. 1알 3번
2023.9.6. 옵○○, 파△△ 유지하고 업□□□ 추가. 200 mcg 1알 두 번
2023.10.1. 기존 약에 업□□□ 증량. 400 mcg 1알 두 번

약제 변경 일지

폐동맥고혈압 약제 첫 처방일 및 용량을 적어 두면 여행가거나 병원을 옮길 일이 있을 때 의료진이 환자 파악하기에 좋습니다.

약 처방일	약 처방 내용	비고
2023. 00. 00	○○○ 10 mg 1알 1번	○○병원

[작성방법]

2023.3.7.	옵○○ 10 mg. 1알 1번
2023.6.5.	옵○○에 파△△ 추가. 1알 3번
2023.9.6.	옵○○, 파△△ 유지하고 업□□□ 추가. 200 mcg 1알 두 번
2023.10.1.	기존 약에 업□□□ 증량. 400 mcg 1알 두 번

약제 변경 일지

폐동맥고혈압 약제 첫 처방일 및 용량을 적어 두면 여행가거나 병원을 옮길 일이 있을 때 의료진이 환자 파악하기에 좋습니다.

약 처방일	약 처방 내용	비고
2023. 00. 00	○○○ 10 mg 1알 1번	○○병원

[작성방법]

2023.3.7. 옵○○ 10 mg. 1알 1번

2023.6.5. 옵○○에 파△△ 추가. 1알 3번

2023.9.6. 옵○○, 파△△ 유지하고 업□□□ 추가. 200 mcg 1알 두 번

2023.10.1. 기존 약에 업□□□ 증량. 400 mcg 1알 두 번

응급상황 시 치료법

진단명 :

현재 상태

약물 치료내역

응급상황이 발생할 때 가능한 치료

치료법이 있는 진료소견서나 메모

여행기간 동안 복용할 수 있는 약

응급상황 시 치료법

진단명 :

현재 상태

약물 치료내역

응급상황이 발생할 때 가능한 치료

치료법이 있는 진료소견서나 메모

여행기간 동안 복용할 수 있는 약

응급상황 시 치료법

진단명 :

현재 상태

약물 치료내역

응급상황이 발생할 때 가능한 치료

치료법이 있는 진료소견서나 메모

여행기간 동안 복용할 수 있는 약

병원 기록

진료일 :

진료일정

- 집에서 출발
- 피검사(6시간 금식)
- 6분보행검사
- 심장초음파
- 진료

의사선생님께 질문사항

- 유전자 검사, 비타민제, 인삼

현재 약에 대한 의견

- 복통, 어지러움

의사선생님 코멘트

- 다른 계열의 신약이 출시될 예정

기타

병원 기록

진료일 :

진료일정

의사선생님께 질문사항

현재 약에 대한 의견

의사선생님 코멘트

기타

병원 기록

진료일 :

진료일정

의사선생님께 질문사항

현재 약에 대한 의견

의사선생님 코멘트

기타

병원 기록

진료일 :

진료일정

의사선생님께 질문사항

현재 약에 대한 의견

의사선생님 코멘트

기타

병원 기록

진료일 :

진료일정

의사선생님께 질문사항

현재 약에 대한 의견

의사선생님 코멘트

기타

병원 기록

진료일 :

진료일정

의사선생님께 질문사항

현재 약에 대한 의견

의사선생님 코멘트

기타

병원 기록

진료일 :

진료일정

의사선생님께 질문사항

현재 약에 대한 의견

의사선생님 코멘트

기타

병원 기록

진료일 :

진료일정

의사선생님께 질문사항

현재 약에 대한 의견

의사선생님 코멘트

기타

병원 기록

진료일 :

진료일정

의사선생님께 질문사항

현재 약에 대한 의견

의사선생님 코멘트

기타

병원 기록

진료일 :

진료일정

의사선생님께 질문사항

현재 약에 대한 의견

의사선생님 코멘트

기타

건강 체크

(주, 월, 분기)	일자: 2023. 12. 31	일자:	일자:	일자:
혈압	100/80			
맥박	80			
체중	79			
호흡곤란정도 (집, 외출, 운동)	외출: 4			
부종	다리에 살짝			
몸상태 (피곤 등)	겨울이라 안좋음			
투약에 대한 반성	약에 일자 적기			

- 담배 NO! 술 NO!
- 한약, 영양제는 의사선생님과 상의 후 복용하세요.
- 폐동맥고혈압 약은 중단없이 매일 먹어야 합니다. 며칠을 계속 먹지 않으면 그만큼 폐동맥이 두꺼워 질 수 있습니다.
- 건강관리의 자세한 내용은 홈페이지의 '환자의 건강관리농영상'을 참고하세요.
- 홈페이지는 검색창에 폐동맥고혈압환우회를 검색하세요.

Modified Borg category scale

10	최고로 심하다
9	대단히 심하다
8	
7	아주 심하다
6	
5	심하다
4	약간 심하다
3	보통
2	가볍다
1	아주 가볍다
0.5	대단히 가볍다(겨우 느낄 정도)
0	아무렇지도 않다

건강 체크

(주, 월, 분기)	일자:	일자:	일자:	일자:
혈압				
맥박				
체중				
호흡곤란정도 (집, 외출, 운동)				
부종				
몸상태 (피곤 등)				
투약에 대한 반성				

건강 체크

(주, 월, 분기)	일자:	일자:	일자:	일자:
혈압				
맥박				
체중				
호흡곤란정도 (집, 외출, 운동)				
부종				
몸상태 (피곤 등)				
투약에 대한 반성				

건강 체크

(주, 월, 분기)	일자:	일자:	일자:	일자:
혈압				
맥박				
체중				
호흡곤란정도 (집, 외출, 운동)				
부종				
몸상태 (피곤 등)				
투약에 대한 반성				

건강 체크

(주, 월, 분기)	일자:	일자:	일자:	일자:
혈압				
맥박				
체중				
호흡곤란정도 (집, 외출, 운동)				
부종				
몸상태 (피곤 등)				
투약에 대한 반성				

건강 체크

(주, 월, 분기)	일자:	일자:	일자:	일자:
혈압				
맥박				
체중				
호흡곤란정도 (집, 외출, 운동)				
부종				
몸상태 (피곤 등)				
투약에 대한 반성				

건강 체크

(주, 월, 분기)	일자:	일자:	일자:	일자:
혈압				
맥박				
체중				
호흡곤란정도 (집, 외출, 운동)				
부종				
몸상태 (피곤 등)				
투약에 대한 반성				

건강 체크

(주, 월, 분기)	일자:	일자:	일자:	일자:
혈압				
맥박				
체중				
호흡곤란정도 (집, 외출, 운동)				
부종				
몸상태 (피곤 등)				
투약에 대한 반성				

주간(일간) 일지

날짜	운동	식사	몸상태 (피로)	호흡곤란 정도 (집)	호흡곤란 정도 (외출 등)	
3월 1째주	걷기 20분	저염성공	약간 피곤	2	4	

- 운동은 다음날 피로하지 않을 정도의 강도로 합니다. 옆사람과 대화를 나눌 수 있을 정도면 적당합니다.
- 갑자기 빠른 속도로 뛰는 일은 피하세요.
- 식단은 저염식을 참고하면 좋습니다.
- 자세한 내용은 홈페이지의 '환자의 건강관리동영상'의 해당부분을 참고하세요.
- 홈페이지는 검색 창에 폐동맥고혈압환우회를 검색하세요.

* 호흡곤란 정도는 아래 그림을 참고해서 숫자로 적으면 의료진과 대화하기 좋습니다.
수간 일지에 숫자로 본인이 기록하는것도 좋겠지요

Modified Borg category scale

10	최고로 심하다	4	약간 심하다
9	대단히 심하다	3	보통
8		2	가볍다
7	아주 심하다	1	아주 가볍다
6		0.5	대단히 가볍다(겨우 느낄 정도)
5	심하다	0	아무렇지도 않다

주간(일간) 일지

날짜	운동	식사	몸상태 (피로)	호흡곤란 정도 (집)	호흡곤란 정도 (외출 등)	

주간(일간) 일지

날짜	운동	식사	몸상태 (피로)	호흡곤란 정도 (집)	호흡곤란 정도 (외출 등)	

주간(일간) 일지

날짜	운동	식사	몸상태 (피로)	호흡곤란 정도 (집)	호흡곤란 정도 (외출 등)	

주간(일간) 일지

날짜	운동	식사	몸상태 (피로)	호흡곤란 정도 (집)	호흡곤란 정도 (외출 등)	

주간(일간) 일지

날짜	운동	식사	몸상태 (피로)	호흡곤란 정도 (집)	호흡곤란 정도 (외출 등)	

주간(일간) 일지

날짜	운동	식사	몸상태 (피로)	호흡곤란 정도 (집)	호흡곤란 정도 (외출 등)	

주간(일간) 일지

날짜	운동	식사	몸상태 (피로)	호흡곤란 정도 (집)	호흡곤란 정도 (외출 등)	

주간(일간) 일지

날짜	운동	식사	몸상태 (피로)	호흡곤란 정도 (집)	호흡곤란 정도 (외출 등)	

주간(일간) 일지

날짜	운동	식사	몸상태 (피로)	호흡곤란 정도 (집)	호흡곤란 정도 (외출 등)	